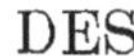

DES CALCULS DU REIN ET DE L'URETÈRE

AU POINT DE VUE CHIRURGICAL

PAR

Le Docteur Félix LEGUEU

Ancien interne, lauréat des hôpitaux
(Médaille d'or de chirurgie, 1890)
Prosecteur à la Faculté

PARIS
G. STEINHEIL, ÉDITEUR
2, RUE CASIMIR-DELAVIGNE, 2

1891

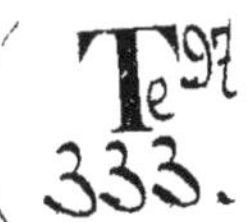

DES

CALCULS DU REIN ET DE L'URETÈRE

AU POINT DE VUE CHIRURGICAL

IMPRIMERIE LEMALE ET Cie, HAVRE

DES

CALCULS DU REIN ET DE L'URETÈRE

AU POINT DE VUE CHIRURGICAL

PAR

Le Docteur Félix LEGUEU

Ancien interne, lauréat des hôpitaux
(Médaille d'or de chirurgie, 1890)
Prosecteur à la Faculté

PARIS
G. STEINHEIL, ÉDITEUR
2, RUE CASIMIR-DELAVIGNE, 2

1891

DES

CALCULS DU REIN ET DE L'URETÈRE

AU POINT DE VUE CHIRURGICAL

INTRODUCTION

Dans des ouvrages récents, et universellement appréciés, Morris, en Angleterre, Newmann en Amérique, et en France, M. Le Dentu, ont consacré à l'étude des calculs du rein des descriptions magistrales, auxquelles il semble qu'il n'y ait rien à ajouter Et, cependant, la chirurgie du rein marche à grands pas : les opérations plus réglées deviennent plus faciles, et les observations chaque jour se multiplient. La chirurgie de l'uretère a bénéficié pour son compte des progrès, de l'expérimentation et de la technique, il n'est plus une portion du conduit urétéral, qui soit inaccessible aujourd'hui au chirurgien, et l'anurie calculeuse elle-même, cette complication si redoutable de la lithiase rénale compte déjà à son actif quelques opérations heureuses, rares sans doute, puisqu'elles datent seulement d'hier, suffisantes cependant pour démontrer la valeur d'une intervention osée, dans des cas, que la thérapeutique médicale est restée impuissante à enrayer.

Depuis la thèse de Melchior Torrès, en 1878, aucune monographie complète n'a paru sur la question qui nous occupe. En parcourant les descriptions des auteurs français et étrangers, il nous a semblé qu'il y aurait peut être avantage et intérêt à grouper dans une étude d'ensemble des éléments dispersés dans des chapitres isolés ; nous avons pensé faire œuvre utile en groupant dans un seul et même travail tout ce qui se rattache à l'évolution des calculs du rein et nous nous sommes attachés à distraire, autant que possible, de la lithiase urinaire en général, tout ce qui, au point de vue de l'anatomie pathologique, de la clinique et du traitement intéresse plus spécialement le chirurgien.

C'eût été une entreprise téméraire, si, pour la rédaction de ce travail, nous avions été bornés à nos faibles ressources. Avec une constante bienveillance, et une libéralité généreuse, M. le professeur Guyon a mis à notre disposition les trésors de sa grande expérience, et les observations si variées de sa pratique journalière. A lui, de notre thèse appartient l'idée première, à lui, doit en revenir, s'il y a lieu, tout le mérite. En nous permettant de rester encore près de lui pendant une année, à Necker, il nous a deux fois admis à l'honneur d'être son élève, et c'est avec un sentiment de profond respect, que nous adressons à un maître cher et aimé l'expression et comme l'hommage d'une inaltérable reconnaissance.

A tous nos maîtres, à tous ceux qui, par leurs leçons, leur pratique et leur exemple ont fait notre éducation scientifique, à tous, nous voudrions exprimer les sentiments de respect et d'attachement, de reconnaissance et d'estime, que leur bienveillance a suscités en nous : à MM. les professeurs Lannelongue et Le Dentu : à MM. Reynier, Jalaguier, Segond, Bazy, Ricard, Tuffier, Poirier, Picqué, Michaux et Chaput, chirurgiens des hôpitaux : à MM. Gouraud, Labadie-Lagrave, Moizard, Chauffard et Gaucher, médecins des hôpitaux.

Plus encore qu'un maître, M. Michaux a été pour moi le meilleur des amis ; pendant tout le cours de mes études, il n'a cessé de multiplier à mon égard les conseils de son expérience, les encouragements de son amitié, avec une bienveillance affectueuse, dont j'ai su plus que je ne saurais le dire, apprécier la valeur et reconnaître le prix.

CHAPITRE PREMIER

ANATOMIE PATHOLOGIQUE

I. — Les calculs du rein.

Sur le nombre, le volume, la forme, les caractères physiques et chimiques des calculs du rein, tout a été dit et écrit : il est cependant indispensable pour nous de le rappeler rapidement.

Nombre. — Le nombre des calculs en général varie en raison inverse de leur volume. Les gros sont solitaires, les petits sont souvent multiples. On ne doit cependant jamais oublier qu'à côté d'un gros calcul principal se trouvent de petits graviers, à côté ou à distance.

Sur 74 observations, citées dans la thèse de Melchior Torrès et où il soit fait mention du nombre des calculs, nous trouvons que 38 fois il y avait un seul calcul ; 18 fois il y en avait de deux à dix, 2 fois de vingt à cinquante. Dans 16 cas, il y en avait plusieurs sans que le nombre exact ait été déterminé. Dans une observation, présentée par M. Trélat (1) à la Société de chirurgie, nous notons le chiffre de 30 calculs ; deux autres faits plus curieux viennent d'être publiés en Angleterre. Dans un cas de Morris (2) (1887), on a trouvé 200 calculs ; et dans un autre de Keestley (3), le chirurgien retira par la néphrolithotomie 150 calculs du rein droit.

Ces faits sont exceptionnels, et le point important pour la pratique est de connaître si le calcul unique est plus rare ou plus fréquent que les calculs multiples. Le relevé de nos observations, indépendamment de la statistique citée de Torrès, nous montre que *dans la moitié des cas il y a plusieurs calculs, et que dans un tiers environ il y en a plus de deux.*

(1) TRÉLAT. *Bull. Soc. chir.*, 1885.

(2) MORRIS. *Soc. clin. of London*, 7 février 1887.

(3) KEESTLEY. *Brit. med. Journ.*, janvier 1890.

Volume. — Sous ce rapport, les calculs du rein se divisent en trois groupes : les *petits*, du volume d'une lentille ou moins ; les *moyens*, du volume d'un calice, sur lequel ils se moulent, et les *gros*, moulés sur le bassinet qu'ils suffisent à combler. Je pourrais ajouter les calculs *énormes*, dont l'histoire nous a encore laissé quelques exemples remarquables, mais très rares ; ils n'ont qu'un intérêt de curiosité, il s'agit le plus souvent dans ces cas de calculs latents, sans symptômes et trouvés par hasard à l'autopsie.

Forme. — La forme varie comme le nombre, comme le volume. Les petits, arrondis, ou à angles, lisses ou rugueux, échappent par la variété de leur configuration à toute description. Les moyens sont arrondis, lisses et à facettes : moulés, soit sur les parois qui les contiennent, soit sur les facettes symétriques d'un calcul adjacent. Les gros ont souvent de gros branchements à leur surface, nés du calcul primaire ou provenant de la greffe d'une concrétion plus petite ; il en résulte des formes bizarres, que les auteurs ont cherché à caractériser par des comparaisons plus ou moins appropriées. Ces prolongements du calcul s'engagent dans les dépressions et les anfractuosités normales du bassinet et des calices, et gênent parfois l'extirpation d'un calcul intact, parce qu'elles assurent sa fixité relative.

Composition. — Plusieurs variétés de calculs se rencontrent dans le rein. Les calculs uriques et les phosphatiques sont les plus fréquents : viennent ensuite les oxaliques, les carbonatiques et les calculs de cystine et de xanthine, ces deux derniers très exceptionnels.

Les calculs uriques, fermes et résistants, de couleur rouge ou fauve, sont branchus en corail, s'ils sont gros, ou arrondis et lisses, s'ils sont petits. Les phosphatiques d'aspect crayeux, se brisent facilement, ou s'émiettent plutôt sous la pression de la pince ou du doigt. Les oxaliques se reconnaissent à leur teinte brun rouge, à leur aspect mûriforme. Ce n'est pas toutefois sur les caractères extérieurs, couleur et consistance, que l'on doit se baser pour avoir une idée exacte de leur composition : sur une pièce de la collection de M. Guyon, à Necker, un calcul a toutes les apparences extérieures d'un calcul urique ou d'urate et cependant l'analyse clinique l'a révélé exclusivement phosphatique.

Des calculs de diverses compositions existent parfois simultanément dans le même rein, mais aussi le même calcul peut avoir, suivant les couches, une composition qui varie (Morris, Ebstein) ; un noyau urique se recouvre secondairement d'une enveloppe phosphatique qui vient modifier les caractères d'un calcul primitif, comme cela se voit pour les calculs de la vessie.

Siège. — Les calices et le bassinet sont le siège presque constant des calculs du rein. C'est là qu'on doit les chercher, c'est là qu'on les trouve presque toujours. Cependant, si l'on songe que les infarctus uriques développés dans les tubes du rein des nouveau-nés (Ebstein) ne sont que le premier stade peut-être d'un calcul de l'avenir, il n'est point difficile de supposer le développement sur place d'une concrétion plus grosse. Sur certaines pièces, le doute n'est pas permis ; les calculs existent dans la substance même du rein.

Fréquence comparée des calculs dans les deux reins. — Dans quelles proportions les calculs se rencontrent-ils simultanément dans les deux reins ? Il n'est pas si facile qu'on le croirait de donner réponse à cette question : on ne peut, en effet, baser son appréciation que sur les cas avec autopsie, ou sur les observations de malades, qui éprouvent des signes bilatéraux de lithiase. A côté de ces faits, il y a tous les cas de malades observés avec une lithiase confirmée d'un côté, mais susceptibles d'avoir dans l'autre rein des calculs latents et sans symptômes ; la statistique, avec ces restrictions, risque de n'être que très approximative. Or sur 76 observations, où il est fait mention de l'état des deux reins, nous trouvons notée 38 fois la coexistence d'un ou de plusieurs calculs dans les deux reins. La proportion serait donc de la *moitié* des cas. Elle suffit toutefois à montrer, que de toutes les altérations qui atteignent le congénère d'un rein calculeux la plus fréquente, la plus à craindre, est une altération d'origine lithiasique et de même espèce.

II. — Anatomie pathologique des reins calculeux.

Depuis le commencement du siècle, les anatomo-pathologistes se sont efforcés d'étudier les lésions que la présence des calculs détermine dans le parenchyme rénal. Et, pour caractériser l'ensemble de ces lésions, fut créé le terme vague de néphrite calculeuse. Sous ce titre se rangeaient des lésions variées, telles que la suppuration du rein, le phlegmon périnéphrétique, l'atrophie primitive, l'atrophie consécutive à l'hydronéphrose.

Peu à peu, sous l'influence des recherches et des descriptions de Civiale, de Rayer, des distinctions s'établissent et les travaux d'Oldfield (1), en 1863, la thèse de Torrès (2), en 1878, envisagent la question à un point de vue plus précis. Torrès en particulier étudie a part la pyélite calculeuse, que détermine par son irritation la présence du calcul ; la dilatation des conduits urinaires et l'hydronéphrose, causée par le calcul en tant qu'obstacle mécanique ; le parenchyme rénal peut-être atteint d'inflammation, c'est la néphrite aiguë, subaiguë ou chronique.

Depuis, les ouvrages sur les maladies des reins de Bartels (1874), de Lecorché (1875), de Labadie-Lagrave (1888) ont apporté chacun des descriptions plus complètes. Mais c'est surtout à Jardet (3) que l'on doit la meilleure description des lésions histologiques du rein, consécutives à la lithiase urinaire.

On a cru longtemps que le calcul développé dans un rein déterminait dans le parenchyme une série de lésions qui traduisaient l'irritation de l'organe. Il n'en est rien : ce n'est pas le calcul qui fait la lésion, mais la lésion se développe banale, le plus souvent vulgaire et non spéciale, à l'occasion d'une lithiase en évolution.

L'évolution du calcul se fait septique ou aseptique ; et les lésions du rein, qui se développent dans l'un ou l'autre cas, sont les mêmes que MM. Charcot et Gombault (4) en 1878, Strauss et Germont (5) en 1882 et plus près de nous Albarran (6) ont obtenu dans leurs expériences par la ligature septique ou aseptique de l'uretère. Suivant que la ligature est faite avec ou sans contamination, on a la néphrite infectieuse ou la néphrite non infectieuse ; il en est de même pour la lithiase. Lésions d'inflammation et de suppuration dans le premier cas, lésions de dilatation et de sclérose dans le second ; tel est, en deux mots, le processus de l'évolution des lésions du rein calculeux.

(1) OLDFIELD. Th. de Paris, 1863.

(2) MELCHIOR TORRÈS. *Loc. cit.*, p. 80.

(3) JARDET. *Des lésions rénales consécutives à la lithiase urinaire.* Th. in. de Paris, 1885.

(4) *Progrès médical*, 1878.

(5) *Arch. de physiologie*, 1882.

(6) ALBARRAN. *Le rein des urinaires.* Th. Paris, 1889.

1° DE L'ÉTAT DU REIN CALCULEUX

La présence d'un calcul dans un rein ne modifie par elle-même en rien son volume ni sa configuration. Sur une pièce de la collection de M. Guyon, un rein trouvé à l'autopsie d'une vieille femme à la Salpêtrière a conservé sa forme, sa couleur, sa consistance normale, bien que toute l'étendue de son bassinet et de ses calices soit occupée par un calcul, branchu à quatre branches. Seule une induration très marquée au voisinage du bord interne indique à la palpation un corps étranger.

Toutes les fois que le rein calculeux est modifié dans ses caractères extérieurs, c'est, non pas au calcul lui-même qu'il faut s'en prendre, mais aux lésions secondaires, qui se sont développées à son occasion

Le rein est parfois *atrophié*, converti en une masse kystique de. petit volume, ou ratatiné après distension sur un calcul central. Son volume se réduit à des proportions deux ou trois fois moindres qu'à l'état normal; des faits de ce genre sont rapportés par Torrès, par Rawdon (1), par Roberts (2), par James Russell (3) et d'autres. Un rein enlevé par M. Moty sur un malade du Val-de-Grâce présente à un degré marqué cet état d'atrophie. Ses dimensions sont considérablement diminuées, en même temps que sa surface irrégulière lui donne l'aspect d'un rein lobulé.

Plus souvent le rein est *augmenté de volume*. A côté des reins hydronéphrosés ou pyonéphrosés, qui ont plus ou moins perdu leur forme propre, il y a lieu de mentionner l'hypertrophie vraie, dans laquelle la substance parenchymateuse n'a non seulement rien perdu de ses dimensions propres, mais s'est encore étendue en surface et en épaisseur; c'est une hypertrophie parenchymateuse au sens propre du mot : M. Le Dentu (p. 101) en figure un bel exemple.

A. — *Lésions purement mécaniques. Distension sans suppuration (évolution aseptique).*

Sous ce titre, nous rangeons toutes les lésions, qui tiennent à la dis-

(1) RAWDON. *British med. Journ.*, t. I, feb., 1879.
(2) ROBERTS. *On urinary and renal diseases.*
(3) JAMES RUSSELL. *Med. Times*, may and nov. 1880.

tension simple sans inflammation suppurative : elles comprennent toutes les variétés de dilatation du bassinet et des calices, depuis le simple effacement des papilles, jusqu'à l'hydronéphrose totale, avec atrophie complète du parenchyme rénal. Au point de vue macroscopique, ce qui fait la caractéristique de ces lésions, c'est la limpidité aseptique du liquide de distension. Au point de vue histologique, c'est la néphrite non infectieuse, la néphrite de la ligature aseptique de l'uretère.

Beaucoup de faits sont groupés sous le terme trop vague de pyélonéphrite calculeuse ; des lésions suppuratives ont été décrites sous ce titre, alors que des lésions de simple distension sans suppuration ont pris place sous la même épithète. Il y a lieu, croyons-nous, de supprimer un terme, qui ne peut qu'entraîner la confusion, et de baser la classification des lésions du rein calculeux, sur le double processus pathogénique qui préside à leur développement.

Une question se pose avant d'étudier en détail les lésions du rein calculeux : à quelle époque se développent ces lésions ? et combien de temps peut évoluer un rein calculeux sans subir les atteintes indirectes, du corps étranger qu'il contient ? En d'autres termes, un calcul peut-il exister dans le rein, avec intégrité de ce dernier ?

Qu'un calcul reste un certain temps dans le bassinet, sans déterminer de lésions à son contact, le fait est certain. Mais on peut affirmer que la durée de la tolérance n'est point indéfinie, et que les lésions finissent toujours par se développer à la longue. Dans tous les cas où des calculs latents ont été trouvés à l'autopsie, le rein avait des lésions histologiques, toutes les fois qu'un examen sérieux a été fait. On doit donc dire que le rein calculeux n'existe pas sans une certaine réaction latente, à évolution lente, mais néanmoins certaine. Le calcul est toujours un obstacle sur le trajet des voies d'excrétion, sinon sur la totalité, au moins sur une partie du territoire ; les conditions de la ligature de l'uretère se trouvent lentement réalisées, des lésions de même nature traduisent la réaction du rein.

1er *degré. Dilatation des calices et du bassinet. Néphrite interstitielle. Atrophie du rein.* — Le rein calculeux dans ce premier degré est plus gros que normalement ; à cette hypertrophie prennent part la dilatation des calices et du bassinet, et l'œdème du parenchyme. La capsule est distendue, amincie.

A la coupe les deux substances, corticale et médullaire, se reconnaissent plus difficilement; leurs limites sont moins nettes.

Le bassinet, distendu, forme au centre une large cavité, qui présente autant de diverticules anfractueux, qu'il existe de calices. La saillie des pyramides de Malpighi s'est peu à peu effacée; elle est refoulée vers la périphérie sous l'impulsion de la pression centrale. Et les calices semblent se substituer au tissu rénal, qu'ils n'ont fait que refouler. Entre les calices persistent encore les colonnes de la substance corticale, les colonnes de Bertin.

La muqueuse du bassinet et des calices est amincie et blanche : à un degré plus avancé, la paroi du bassinet est épaissie par l'inflammation : les fibres conjonctives et les fibres musculaires contribuent pour leur part à l'hypertrophie.

Le rein présente au microscope les altérations de la néphrite diffuse ; dans une première phase (Jardet) il n'y a que des lésions de stase urinaire ; la dilatation commence au glomérule et s'étend à tout le système tubulaire. Les artères sont atteintes d'endartérite et de périartérite.

Plus tard, aux lésions de dilatation s'ajoute la prolifération du tissu conjonctif, surtout développée autour des tubes. La paroi des vaisseaux est, par places, hypertrophiée jusqu'à oblitération de leur calibre, et des fibres musculaires en faisceaux ont été rencontrées (Jardet) (1) autour des vaisseaux dont elles restent séparées par une couche de tissu conjonctif.

Que la sclérose prédomine, la distension ne se fait point : le rein s'atrophie comme dans la néphrite interstitielle, et on le trouve petit, ratatiné sur le calcul qu'il contient.

OBS. I (RÉSUMÉE). — *Lithiase rénale; néphrite calculeuse.* RAYMOND. *Bull. Soc. anat.* 8 octobre 1888, p. 597. — Vieillard de 72 ans, entré à la Pitié dans le service de M. Lancereaux pour des accidents urémiques. Ce malade présente des signes d'endartérite généralisée. Les urines ne contiennent pas de pus, mais un dépôt de mucus et de phosphate et de l'albumine. Le malade n'avait jamais eu d'hématurie : on ne trouvait dans son urine ni sable, ni calculs. Il n'accusait aucun phénomène du côté des reins et n'avait jamais présenté de coliques néphrétiques. Mort après aggravation des phénomènes urémiques.

Autopsie. — Les reins sont augmentés de volume. Leur poids est de

(1) JARDET. *Loc. cit.*, p. 27.

240 gr., pour le rein droit, et de 250 gr. pour le rein gauche. Autour d'eux existe une couche cellulo-graisseuse abondante et qui adhère intimement à la capsule du rein. Leur surface est lisse, bosselée. Ils se décortiquent facilement. En sectionnant le rein droit, on trouve les concrétions calcaires irrégulières d'un blanc jaunâtre qui occupent le bassinet. Celui-ci est dilaté, il contient de l'urine, mais pas de pus. La substance corticale est amincie, les pyramides sont refoulées, et ont perdn leur aspect normal, Au milieu de la substance rénale, qui n'atteint pas plus de 1 cent. à 1 cent. 1/2, on voit des loges, qui sont destinées à contenir les aspérités des calculs et les saillies multiples, qui se détachent de l'axe des concrétions. Ces logettes sont comme le bassinet remplies d'urine et la substance rénale, qui les limite est comme celle du bassinet, lisse, luisante, de coloration grisâtre foncée. Les calculs forment deux longues branches, qui se coupent à angle droit. Ils envoient des prolongements, qui pénètrent dans la substance du rein en passant sous de véritables ponts de substance rénale atrophiée. Dans le rein droit, on trouve un troisième calcul enchatonné dans la substance médullaire. Le rein gauche présente indépendamment d'un calcul de même nature une foule de petits calculs, variant de la dimension d'une tête d'épingle à celle d'un pois. Les uns sont arrondis et à facettes, les autres sont aplatis. Leur couleur est jaunâtre, leur consistance un peu plus dure que celle des gros calculs. Ces derniers se brisent facilement et l'on remarque alors qu'ils sont formés de stratifications concentriques et assez régulières. Ils sont constitués par des phosphates ammoniaco-magnésiens.

Examen microscopique. — Ce qui frappe tout d'abord, lorsqu'on examine une coupe du rein, c'est le degré prononcé de néphrite interstitielle. La substance rénale est pour ainsi dire remplacée par des tractus de tissu conjonctif, dont le centre de développement est constitué aussi bien par les vaisseaux, que par les tubes du rein. Ce tissu conjonctif est adulte, et ce n'est qu'en certains points, que l'on retrouve des éléments embryonnaires formés de petits amas en somme assez rares. Lorsqu'on examine les glomérules de Malpighi on trouve que quelques-uns d'entre eux sont détruits et remplacés par un bloc fibreux de couleur gris jaunâtre. Sur la plupart de ces glomérules, on trouve des traces d'inflammation, et les noyaux y sont par places très abondants. La capsule de Bowmann est épaissie, mais il n'y a pas trace de périglomérulite. Entre la capsule et les anses glomérulaires, l'espace est agrandi. Les vaisseaux artériels très dilatés sont atteints d'endartérite et de périartérite. La tunique moyenne est plus développée qu'à l'état normal, et très riche en fibres musculaires lisses. Celles-ci s'étendent au milieu de la tunique adventice. En un point, se voit un faisceau de fibres musculaires lisses périvasculaires à direction longitudinale, et se confondant avec la partie la plus externe de la tunique adventice de l'artère.

Les tubuli contorti sont atrophiés. Les cellules sont aplaties, déformées, granuleuses. On ne trouve plus trace de noyaux. Si, par places, ces tubuli se présentent avec les caractères cités, à la base des pyramides, ils tendent à disparaître, enserrés qu'ils sont par le tissu conjonctif, et l'on ne trouve plus alors, qu'un amas indistinct de cellules en dégénérescence granuleuse, qui obstruent la lumière de ces tubes. Ceux-ci finissent ainsi par disparaître par compression. Au niveau des tubes droits, on aperçoit quelques cylindres hyalins. Ces tubes sont d'ailleurs comprimés, réduits à moitié, et la portion des pyramides de Malpighi qui avoisine le bassinet est remplacée par du tissu conjonctif. Ce sont, en somme, des lésions de néphrite diffuse, que l'intégrité de quelques parties du système vasculaire permet de rattacher à la lithiase rénale, plutôt qu'à l'artérite généralisée.

2e *degré. Hydronéphrose.* — Que la distension prédomine sur l'atrophie du rein, à la suite de l'oblitération du calibre de l'uretère par un calcul engagé, et le rein se trouvera transformé en une vaste poche, formant tumeur, et constituant l'hydronéphrose.

A n'accepter les choses que dans ces conditions, on trouverait dans la littérature médicale un grand nombre d'hydronéphroses calculeuses : Roberts (1) croit cette variété la plus fréquente et mentionne dans sa statistique 11 fois sur 22 cas les calculs comme cause. Simon n'est pas moins explicite sur la fréquence de l'hydronéphrose calculeuse.

En réalité, il en est tout autrement : l'hydronéphrose est la dilatation aseptique du bassinet et du rein. Le même caractère, c'est-à-dire l'asepsie du liquide de distension doit distinguer l'hydronéphrose calculeuse des pyonéphroses. On ne doit, d'après cette définition, regarder comme hydronéphroses calculeuses, que les cas où le liquide de distension a été vérifié à l'examen, aseptique et indemne de toute trace de suppuration.

Or les observations où ces conditions se trouvent réalisées se comptent, la plupart des hydronéphroses mentionnées sont dites suppurées, comme si l'hydronéphrose en suppurant ne devenait pas de ce seul fait une pyonéphrose. Dans les autres cas on parle de « liquide louche », de « sérosité trouble » avec des traces de pus.

Le départ fait de ces différents cas, il ne reste à l'actif de l'hydronéphrose calculeuse que deux cas certains, celui de Butler-Smith et Steavenson (2), et celui d'Antona. Tous les autres sont sujets à contestation, parce que les caractères du liquide ne sont pas probants, sont mal définis.

(1) Roberts. Pathologie de la suppression d'urine. *The Lancet,* 1868, t. I, p. 653, et 1870, t. I, p. 858.
(2) *Brit. M. J.,* 1889, t. I, p. 711.

Toutefois, nous ne voulons pas nier la possibilité de l'hydronéphrose calculeuse ; on comprend qu'un calcul obstruant pour un temps l'uretère détermine une accumulation d'urine dans le bassinet, sans aucune contamination venue de l'extérieur ou de l'intérieur, et il est bien possible, sinon certain, que les hydronéphroses calculeuses, dites intermittentes se produisent de la sorte, et méritent, à vrai dire, le terme qui les définit. On comprend encore qu'un calcul restant indéfiniment dans l'uretère puisse réaliser et pour toujours les conditions d'une ligature permanente et aseptique de l'uretère.

Mais de cette conception, en quelque sorte idéale, schématique de l'hydronéphrose calculeuse à la réalité, il y a bien loin ; et, en dehors des deux cas cités, où l'examen bactériologique du liquide a démontré sa nature aseptique, il est impossible de regarder les autres faits comme autres choses que des formes atténuées de pyélites avec distension, de pyonéphroses. L'hydronéphrose calculeuse reste donc une très rare exception.

B. — *Lésions inflammatoires et suppuratives* (*évolution septique*).

Les lésions de ce second groupe sont d'observation plus courante que les premières, auxquelles elles peuvent d'ailleurs se juxtaposer. L'inflammatiou septique et la suppuration se limite au bassinet, ou s'étend au rein et à la capsule adipeuse ; l'extension se fait progressivement et de l'un à l'autre, de sorte qu'on doit établir plusieurs degrés, reliés entre eux par un même lien génétique commun et qui ne sont que les étapes successives d'une même évolution.

1° *Pyélonéphrite. Sclérose rénale sans suppuration.* — Inflammation et suppuration de la muqueuse du bassinet et des calices ; réaction conjonctive du parenchyme rénal sans suppuration, telles sont les lésions caractéristiques de ce premier degré.

Le *bassinet* est distendu par de l'urine, du mucus et du pus ; au milieu, se trouvent le ou les calculs. La paroi est épaissie, souvent doublée d'un tissu graisseux adhérent ; la muqueuse est rouge, vascularisée, saignante et ulcérée, avec des dépôts phosphatiques ou des exsudats fibrineux.

Les *calices* plus ou moins dilatés présentent les mêmes lésions. L'*uretère* est atteint d'urétérite.

Le *rein* est refoulé, aplati, sclérosé. Sa surface est mamelonnée, parsemée de kystes : c'est la substance corticale qui présente le degré le plus marqué d'atrophie. Au microscope se retrouve la transformation embryonnaire dans les points où la lésion est de date plus ancienne. Sur la pièce que M. Moty a bien voulu mettre à notre disposition et dont l'examen histologique a été fait par M. Antony, ce sont ces lésions de sclérose rénale qui se retrouvent à côté d'un bassinet légèrement enflammé et suppuré.

2° *Pyélonéphrite suppurée.*— Suppuration du bassinet, suppuration disséminée du parenchyme rénal, telles sont les lésions de ce deuxième degré; les abcès du rein établissent seuls la différence avec la pyélonéphrite simple.

Le rein est volumineux, plus gros qu'à l'état normal ; la capsule est adhérente, et laisse voir par transparence quelques infarctus blancs. A la coupe, on retrouve les deux variétés d'aspect qui caractérisent les formes infiltrée et rayonnante de la néphrite parasitaire rayonnante (Barette), de la néphrite ascendante infectieuse (Albarran).

Sur le rein calculeux d'un malade que nous avons pu suivre dans le service de M. Guyon, ces lésions se montrent très caractéristiques. Sur une pyélonéphrite ancienne était venu se greffer dans les derniers mois de la vie une néphrite suppurée récente, avec destruction du sommet des pyramides et propagation centrifuge de l'inflammation partie du bassinet.

Dans une observation publiée par Brodeur (1) et concernant un rein enlevé par Péan, l'examen histologique montra à de Gennes des lésions semblables. Toute la partie inférieure de la région pyramidale était détruite ; là les tubes urinifères, les vaisseaux étaient détruits ; plus haut on voyait seulement quelques tubes, au milieu de cellules rondes encore nombreuses. « En résumé, conclut de Gennes, destruction partielle du rein portant sur la région pyramidale, fonte purulente d'une bonne partie du rein. Infiltration de leucocytes entre les tubes, petits amas purulents jusque dans la région corticale. Altération profonde des épithéliums, altération des glomérules. »

(1) BRODEUR. *Loc. cit.* Obs. 203, p. 378.

3° *Pyélonéphrites avec rétention et distension. Pyonéphroses.* — Lorsqu'aux lésions précédentes, s'ajoute un obstacle quelconque à l'écoulement normal du pus ou du muco-pus de la pyélonéphrite, le bassinet, les calices, se dilatent, et la pyonéphrose est constituée.

La pyonéphrose est donc l'analogue dans les lésions septiques de l'hydronéphrose dans les altérations du rein. La nature du contenu établit entre les deux une différence, que renforce encore la diversité des lésions secondaires du parenchyme rénal. Malgré cela, Kuester (1) propose de réunir la pyonéphrose et l'hydronéphrose sous le terme vague de *rein sacciforme*. Il y a là une confusion inacceptable et contre laquelle M. Le Dentu s'élève avec juste raison. Que l'hydronéphrose puisse à un moment quelconque de son évolution se transformer en pyonéphrose, le fait est certain ; mais il n'est pas moins évident, que la pyonéphrose calculeuse le plus souvent se développe primitivement et sans avoir été précédée par l'hydronéphrose. Il n'est donc pas rationnel de confondre sous le même type deux processus distincts, et l'expression de rein sacciforme doit disparaître.

La rétention à elle seule sépare la pyélonéphrite suppurée de la pyonéphrose proprement dite. Entre les deux toutefois, la limite exacte est difficile à préciser : où finit la pyélonéphrite, où commence la pyonéphrose ? La limite pour les cas intermédiaires est arbitraire : il n'en est plus de même pour les cas extrêmes. Ces deux degrés sont plus nettement tranchés.

La rétention nécessite pour sa production un obstacle à l'excrétion ; cet obstacle varie suivant que la pyonéphrose est *primitivement* ou *secondairement* calculeuse.

Dans ces dernières, la formation des calculs n'a été que secondaire ; la pyélonéphrite suppurée a précédé la lithiase, et a elle-même suivi le plus souvent l'urétéro-pyélite ascendante. Les lésions de l'uretère dominent ici la pathogénie de la pyonéphrose ; le calcul n'est que rarement en cause, et sur 25 pyonéphroses, reconnues certainement secondairement calculeuses, nous notons seulement 3 fois, que le calcul siégeait à l'orifice supérieur de l'uretère et l'oblitérait. Dans tous les autres cas, l'uretère par les rétrécissements valvulaires, ou

(1) KUESTER. *Soc. méd. Berlin*, 12 mars 1890.

par la periurétérite, toutes lésions si bien décrites par Hallé (1) : l'uretère faisait obtacle et causait la rétention.

Dans les pyonéphroses *primitivement* calculeuses, la cause de la rétention tient plus souvent au calcul lui-même. Sur 55 cas de pyonéphroses, apparemment (2) consécutives à la lithiase urinaire, 35 fois la nature de l'obstacle n'est pas établie ; on ne précise ni l'état de l'uretère, ni le siège des calculs. 20 fois l'obstacle est défini, 16 fois c'était le calcul qui obturait plus ou moins complètement l'orifice supérieur de l'uretère ; dans quatre cas seulement, il y avait rétrécissement de l'uretère sans oblitération calculeuse.

Dans les pyonéphroses primitivement calculeuses, il semble donc, que les lésions de l'uretère entrent pour une proportion beaucoup plus faible dans le mécanisme de la rétention. C'est que, dans ces cas, l'infection s'établit parfois rapidement dans le cours d'une lithiase en évolution jusqu'alors aseptique ; les lésions de l'uretère se produisent, mais restent moins avancées que la lésion rénale déjà ancienne.

Par ailleurs, la pyonéphrose calculeuse ne se différencie point des pyonéphroses en général ; les lésions ne sont point spéciales. Le rein est gros, parfois d'un volume énorme. Sa surface est bosselée.

A la coupe, on trouve une vaste cavité centrale, avec une série de cavités secondaires, qui ne sont que les calices distendus. La muqueuse est rouge, vascularisée, saignante, recouverte de dépôts membraneux, parsemée de concrétions calcaires. Le parenchyme du rein persiste sous forme d'une lame mince, dans les points où la dilatation est le plus prononcé. Les colonnes de Bertin ont, par places, persisté, formant des cloisons entre les cavités secondaires. M. Guyon (3) a insisté à plusieurs reprises sur l'importance de cette disposition cloisonnée, dans le traitement chirurgical et sur la nécessité qu'il y a de détruire toutes ces cloisons, pour drainer toutes les cavités et faire bénéficier le malade de tous les avantages de la néphrotomie. Sur une pièce déposée par Hallé (4) dans la collection de M. Guyon la disposition cloisonnée est très nette : « le rein est transformé en

(1) Hallé. *Urétérites et pyélites.* Th. Paris, 1887.

(2) Je dis « apparemment » parce qu'il est parfois très difficile, sinon impossible de savoir si une pyonéphrose est primitivement ou secondairement calculeuse.

(3) Guyon. Des pyonéphroses. *Ann. org. génit.-urin.*, 1887.

(4) Hallé. *Loc. cit.*, p. 182.

plusieurs poches saillantes à la face antérieure et au bord externe. La plus volumineuse de ces poches constitue l'extrémité supérieure et fait saillie en avant et en dedans ; deux autres poches volumineuses constituent la partie moyenne de la tumeur, toutes trois sont ouvertes dans le bassinet par les orifices étroits. L'extrémité inférieure est formée par des poches plus petites, bien plus cloisonnées, ouvertes dans le bassinet, à l'exception d'une seule qui est entièrement fermée. A la face interne de toutes ces poches se voient des brides plus ou moins saillantes, qui les cloisonnent ».

Il en est de même sur la pièce que M. Reclus a bien voulu nous communiquer : cinq cavités pleines de calculs se voient séparées par des tractus de consistance fibreuse. Toutes communiquent avec le bassinet. A l'examen histologique on trouve dans la substance rénale, les altérations de la néphrite diffuse suppurée.

M. Guyon (1) a appelé l'attention sur une forme particulière que prend le rein dans la pyonéphrose calculeuse. L'augmentation de volume plus marqué au centre détermine l'incurvation des deux extrémités, qui se rapprochent l'une de l'autre en se rapprochant du bassinet. Le rein prend *une forme en fer à cheval ;* les extrémités ainsi déviées du rein, deviennent très difficiles à explorer par l'incision de la néphrolithotomie, et les calculs échappent facilement.

Dans les examens histologiques du tissu rénal, aminci et atrophié, on retrouve les lésions de la phase précédente. On voit encore des tubes contournés, étouffés dans une gangue de cellules embryonnaires. Les vaisseaux, les glomérules sont oblitérés, réduits à l'état fibreux.

Des abcès miliaires se voient disséminés dans l'épaisseur du parenchyme et jusque sous la capsule, indépendants du bassinet. A un degré de plus, ces abcès s'ouvrent dans la cavité centrale, les ponts intermédiaires se détruisent, toute trace de la substance rénale disparaît, il n'y a plus qu'une vaste poche polykystique à paroi amincie.

Il est rare, toutefois, que les lésions soient aussi avancées dans toute l'étendue de la paroi ; à côté des points qui ont subi au maximum l'influence de l'inflammation destructive, persistent des zones, vers les extrémités de l'organe, où les lésions ressortissent plutôt du proces-

(1) GUYON De la taille rénale. *Ann. org. gén.-urin.*, 1887.

sus de la distension, avec une réaction inflammatoire moindre. Cette différence des lésions au centre et aux extrémités du rein est très appréciable sur un rein enlevé par M. Polaillon et présenté par M. Chauffard à la Société médicale des hôpitaux (1).

De ces lésions localisées à la *pyonéphrose partielle*, il n'y aurait, en théorie, qu'un pas ; dans la pratique, le fait est tout exceptionnel. Dans un cas, dont l'observation fut présentée par Voillemier (2) à la Société anatomique, on trouva à la partie supérieure du rein gauche une poche assez vaste, pleine de pus, et dans laquelle nageait un calcul unique, friable, assez volumineux, l'uretère s'ouvrait dans cette poche, mais sans doute l'orifice n'était pas libre, puisque l'urine ne contenait pas de pus. Toute la partie inférieure du rein était enveloppée par une masse cancéreuse.

Dans une observation de néphrectomie publiée par Braum (3), il est également fait mention de lésions partielles ; le rein néphrectomisé était en fer à cheval, une partie était saine, et l'autre atteinte de pyonéphrose ; le rein contenait en outre six calculs volumineux.

Ce sont là les seuls exemples de lésions localisées, que j'aie rencontrés : dans une observation de néphrectomie partielle, pratiquée par Verneuil (3), il est dit : « Que le tiers supérieur du rein était complètement détruit par la suppuration » ; mais les détails ne sont point assez explicites, pour que ce fait ait une importance sérieuse.

Plus récemment, Kümmel (4) a publié un cas de ce genre : les lésions étaient localisées, la pyonéphrose partielle, le chirurgien borna son intervention aux parties malades et la néphrectomie fut partielle.

4° *Des périnéphrites dans les pyélonéphrites calculeuses.* — Il est exceptionnel de trouver dans les pyélonéphrites de date ancienne l'atmosphère cellulo-graisseuse du rein absolument saine. Elle participe le plus souvent aux lésions de ce dernier, et traduit sa réaction par la sclérose et la lipomatose ou par la suppuration. Parfois même

(1) Chauffard. Pyélonéphrite calculeuse : néphrectomie, guérison. *Soc. méd. des hôp.*, 8 mai 1885.

(2) Voillemier. *Bull. Soc. anat.*, 1840, p. 299.

(2) Braum, *Centralblat für Chirurgie*, n° 36, 1881.

(3) Verneuil, cité par Brodeur, p. 78.

(4) Kummel *Centralb. für Chirurgie*, p. 329, 1890.

les lésions de la capsule deviennent en quelque sorte principales, et priment, par leur importance, la lésion rénale, première en date.

a) Périnéphérites chroniqnes, scléreuses et lipomateuses. — Depuis le simple épaississement du tissu péripyélitique ou périrénal jusqu'aux cas plus complexes de trausformation totale du rein on peut établir trois degrés, trois étages du processus.

Le *premier degré*, c'est la sclérose et la lipomatose périphérique. L'atmosphère cellulo-graisseuse est épaisse, dense, très adhérente au bassinet, et à la capsule du rein dont on la sépare difficilement. Cette sclérose périrénale établit des adhérences, des connexions, une fixité anormales, qui rendent pendant la néphrectomie la décortication très pénible.

Le *deuxième degré* est caractérisé par l'envahissement du parenchyme rénal par la lipomatose périphérique. La collection de M. Guyon contient à ce sujet toute une série de pièces instructives. Godard (1), en 1858, avait déjà signalé cette substitution lipomateuse dans les pyélites et surtout les pyélites calculeuses. Hartmann (2) les a étudiées plus récemment dans une communication à la Société anatomique, et Hallé, dans sa thèse, insiste aussi sur la compression que le tissu nouveau exerce sur les vaisseaux du rein et sur les conséquences, qui en résultent. « Les branches veineuses sont rétrécies, rétractées entièrement, adhérentes au tissu fibro-lipomateux qui les entoure et parfois oblitérées par thrombose. Les branches artérielles du hile, sont, elles aussi, atrophiées, obligées de traverser un tissu fibreux induré, elles y glissent dans une sorte de gaines remarquables. »

Le long des branches vasculaires et des calices, l'infiltration graisseuse se substitue peu à peu au tissu rénal et prend sa place : de sorte qu'à la coupe, une partie du rein est remplacée par de la graisse. Sur une malade du service de M. Guyon, nous avons trouvé à l'autopsie un rein ainsi partiellement envahi : il s'agissait d'une tuberculose latente du rein avec calculs secondaires. Le tissu graisseux, qui englobe le rein, est tellement dense et serré qu'il n'est plus possible de retrouver le trajet des vaisseaux et de l'uretère. Toute une partie du rein est envahie par le tissu de nouvelle formation.

(1) GODARD. *Soc. biol.*, 1858, 2e série, t. V.
(2) HARTMANN. Lipome rénal. *Bull. Soc. anat.*, juillet 1885.

Au *troisième degré*, la substitutiou graisseuse est complète ; c'est une transformation totale. A la place du rein on ne trouve qu'une masse graisseuse, au milieu de laquelle, il n'est plus possible de reconnaître les éléments normaux ou même déformés du rein. Une pièce d'Hartmann (collection de M. Guyon) est un bel exemple de cette lésion. En faisant des coupes multiples de la tumeur, on constate qu'on a affaire à un volumineux lipome formé de lobes et de lobules graisseux, séparés par quelques rares travées fibreuses. On voit encore autour du bassinet, distendu, quelques vestiges à peine reconnaissables de parenchyme rénal ; le bassinet contient un volumineux calcul, sa paroi épaissie se fusionne par sa face externe avec le tissu graisseux environnant.

b) Périnéphrites suppurées. — A toutes les périodes d'une pyélonéphrite calculeuse en évolution, la suppuration peut envahir l'atmosphère cellulo-graisseuse du rein ; nombre de calculs se sont révélés pour la première fois par un phlegmon périnéphrétique. Le rein, plus ou moins altéré, baigne dans un foyer purulent, avec des prolongements divers.

A côté de ces suppurations, qui sont bien anatomiquement périrénales, il en est d'autres, également liées à l'évolution d'un calcul, et que le chirurgien doit bien connaître ; ce sont les suppurations sous-capsulaires. Bureau (1) rapporte un exemple de ces collections indépendantes du bassinet ; sur une pièce déposée par notre collègue Vignard au musée de Necker, on trouve un rein calculeux de petit volume, baignant au milieu d'une vaste poche purulente, à parois lisses, nullement anfractueuses. C'est un vaste abcès sous-capsulaire ; ces faits méritent d'être connus, l'incision de l'abcès n'eût été dans le cas actuel qu'insuffisante, puisque le rein, cause première de l'affection, persistait avec les lésions.

C. — *Lésions concomitantes.*

Avec la lithiase rénale, on a parfois trouvé des lésions de coïncidence, et dont les relations pathogéniques avec l'affection primitive ne sont point prouvées. Nous avons trouvé trois cas, où un calcul du rein

(1) BUREAU. *Traitement chirurgical des pyonéphroses.* Th. Paris, 1890.

coïncidait avec un *cancer* ; dans une observation de Jean (1), un noyau cancéreux fut constaté dans l'un des reins, qui contenait sans autres lésions un calcul urique. Mais, dans ce fait, un cancer du rectum avait déterminé la généralisation et le noyau de carcinose constaté dans le rein est purement secondaire et sans relations, si ce n'est de coïncidence avec le calcul. Dans une autre observation de Walsham (2), la néphrolithotomie fut faite pour pyonéphrose calculeuse : un calcul du bassinet fut extrait, formé d'urates et de phosphates. Le malade mourut de tétanos et on trouva un carcicome du rein gauche, opéré. Enfin Hartmann (3) rapporte une intéressante observation : un cancer du bassinet et de l'uretère s'était développé chez un lithiasique depuis longtemps, comme en témoignent des coliques néphrétiques, que le malade, âgé de 54 ans, avait eu dès son enfance. Le cancer du bassinet s'était développé consécutivement à la pyélite calculeuse ; de même que le cancer de la vésicule biliaire succède parfois à la lithiase du foie. Une observation du même genre vient d'être publiée par Mac Cormack (4).

Nous avons recueilli dans le service de M. Guyon l'observation (obs. II) d'une *tuberculose* latente du rein ; dans les calices existaient deux calculs, de nature phosphatique et évidemment secondaires. Lithiase et tuberculose avaient passé absolument inaperçues ; et ne se sont révélées qu'à l'autopsie. Cette coexistence de la tuberculose et des calculs n'est pas exceptionnelle ; les calculs sont le plus souvent secondaires.

Enfin, dans un rein calculeux présenté par Dupré à la Société anatomique (5), on a trouvé un kyste localisé à la partie supérieure de l'organe ; l'examen histologique a démontré qu'il s'agissait d'un kyste simple du rein, d'un kyste interstitiel sénile ; ce kyste était fermé de toutes parts, indépendant du calice sous-jacent, où le calcul était enclavé. Y a-t-il entre ces deux affections, lithiase et kyste, une simple coïncidence ou une relation de cause à effet ? Il est difficile de le dire.

(1) JEAN. *Bull. Soc. anat.*, 1875, p. 140.
(2) WALSHAM, *St-Bartholom. Hosp. Reports*, 1885, vol. XXXI, p. 521.
(3) HARTMANN. *Bull. Soc. anat.*, oct., 1886.
(4) MAC CORMACK. Epithélioma of Kidney associatedwith calculus. *Brit. M. J.* Lond. 1888, p. 533.
(5) DUPRÉ. *Bull. Soc. anat.*, avril 1888, p. 442.

2° ÉTAT DE L'AUTRE REIN

Il n'est pas de préférence marquée des calculs pour l'un ou l'autre rein. Les faits rassemblés par Torrès, ceux que nous-mêmes avons réunis à ce point de vue s'accordent à montrer qu'à quelques différences près la fréquence des calculs est la même à droite qu'à gauche.

Mais ce qu'il importerait surtout de savoir, c'est le degré de fréquence des lésions du rein congénère du rein calculeux, et jusqu'à quel point ces lésions se développent sous l'influence de la lithiase de l'autre côté. Malheureusement les seuls faits sur lesquels on puisse baser cette recherche concernent les calculs latents trouvés à l'autopsie de gens âgés, de vieillards, et il n'est pas facile de faire la part absolue des lésions de sclérose, survenues par le fait de l'âge ou de l'athérome, et sans autre relation que de coïncidence avec la lithiase. Parmi les cas observés pendant la vie, on ne peut tenir compte que de ceux qui, à la suite d'une intervention, se sont terminés fatalement, et la statistique se trouverait singulièrement chargée, puisque n'y rentrent pas les cas opérés avec succès, c'est-à-dire ceux où le rein non malade est relativement sain ou peut-être considéré comme tel au point de vue fonctionnel.

Quoi qu'il en soit, sur 76 observations de calculs rénaux, où l'état des deux reins soit noté, nous trouvons 38 faits de lithiase bilatérale. Les 38 autres faits se répartissent ainsi : il y avait de l'autre côté, 4 scléroses, 4 hypertrophies simples, 4 atrophies, 9 pyonéphroses, 3 néphrites, 2 kystes : le rein était unique 1 fois, 4 fois il n'y avait pas de lésions.

Malgré les restrictions posées, on peut dire, que l'autre rein est souvent malade; quant à savoir comment ces lésions sont subordonnées à la lithiase du rein primitivement atteint, c'est là une donnée que l'anatomie pathologique est impuissante à donner.

III. — Des calculs de l'uretère.

L'étude des calculs de l'uretère se lie naturellement à celle des calculs du rein. Des calculs secondaires peuvent, comme dans le rein, se développer dans l'uretère : ce ne sont pas ceux-là qui intéressent surtout le chirurgien, les lésions primitives de l'uretère et du bassinet restent la chose principale à traiter.

Nous avons surtout en vue ici les calculs du rein, devenus par leur migration calculs de l'uretère. Le petits calculs du rein peuvent dans un uretère normal suivre jusqu'à la vessie le cours de l'urine. Mais leur volume, exagéré relativement au calibre du conduit, leurs aspérités suffisent à les arrêter parfois en un point donné de l'uretère : ils deviennent alors calculs de l'uretère et nécessitent une intervention spéciale.

Plusieurs travaux d'ensemble ont paru récemment sur ce sujet. Morris (1), Gargam (2), M. Le Dentu ont décrit complètement ce point spécial de la pathologie de l'uretère. Au point de vue qui nous occupe, il nous faut savoir seulement quel est le point d'arrêt des calculs dans le conduit urétéral et quelles lésions se développent au-dessus de l'obstacle.

Deux points sont surtout le siège de prédilection, où les calculs s'arrêtent : à l'orifice supérieur et à l'orifice inférieur. Le rétrécissement normal de l'uretère en ces deux points, son inflexion sont la raison de cette prédilection. Quelquefois aussi le calcul se rencontre dans la portion intermédiaire de l'uretère, à sa partie moyenne, au niveau du détroit supérieur. Morris, parcourant les comptes rendus de la Société clinique de Londres, n'a trouvé que huit cas de calculs arrêtés dans l'uretère. Dans 4 de ces cas, un ou plusieurs calculs sont logés dans l'extrémité inférieure de l'un des uretères. Dans trois autres cas, c'est à l'extrémité supérieure de l'uretère, que le calcul fut trouvé. Le huitième fait conserve une oblitération terminale de l'uretère droit, contre laquelle trois calculs à facettes s'étaient logés. Morris mentionne d'autres faits plus rares où le calcul se trouvait à la partie

(1) MORRIS. *Americ. J. of the med. sc.*, 1884, t. LXXVIII.
(2) GARGAM. *Calculs des uretères*. Th. Bordeaux, 1887.

moyenne de l'uretère. Les faits que nous-même avons rassemblés, concordent parfaitement avec les recherches de Morris.

Les lésions, qui sont la conséquence de l'arrêt du calcul dans l'uretère ne sont pas spéciales. La dilatation simple, c'est-à-dire aseptique ou septique de l'uretère, précède ou s'ajoute à la dilatation du bassinet : il s'ensuit une hydronéphrose, ou une urétéro-pyélonéphrite suppurée, sans différence aucuue avec ce que nous avons étudié plus haut. Le calcul seul a changé de place, et forcé la dilatation d'une partie ou de la totalité de l'uretère.

CHAPITRE II

PHYSIOLOGIE PATHOLOGIQUE ET PATHOGÉNIE

I. — Conditions de production des calculs du rein.

Dans un rein sain, un calcul se développe ; comme conséquences du calcul ou à son occasion vont se développer dans l'organe toutes les altérations, infectieuses ou non, décrites précédemment. La lithiase est alors *primitive ;* les lésions sont secondaires.

D'autre part, dans un rein infecté, suppuré, atteint de pyélite, de pyonéphrose, des calculs se forment ; ils sont alors *secondaires*, secondaires à la lésion du rein primitive.

Cette distinction ancienne reste fondée, avec quelques restrictions cependant. Les recherches modernes de Ultzmann (1) et de Ebstein (2), sur la composition des calculs rénaux, et plus spécialement sur la présence d'une substance organique dans leur intérieur, tendent à faire admettre la part constante, bien que légère souvent, d'une altération quelconque du rein ou des voies urinaires dans la production du calcul.

De la substance organique des calculs urinaires. — A côté de la substance minérale qui prend à la formation du calcul la part la plus importante, on trouve dans leur intérieur une substance organique, constante.

Elle a été observée pour la première fois au dire d'Ebstein par Antoine de Heyde (1684). Quelques années plus tard Rommelius décrit comme une manière de pellicules, dans une petite pierre. Tenon, en 1764, puis Scheele, Bergmann, Pearson l'ont également observée.

(1) ULTZMANN. *Ueber Harnsteinbildung.* Wien, 1875.
(2) EBSTEIN. *Natur und Behandlung der Harnsteine.* Wiesbaden, 1884.

Ce sont toutefois Fourcroy et Vauquelin (1), qui ont par leurs travaux le plus contribué à en établir la nature et le rôle. De nos jours Ultzmann, Ebstein et Posner l'ont étudié à nouveau et par des procédés plus perfectionnés d'analyse.

Cette substance organique formée de substances albuminoïdes, de peptone, de mucus, de cellules épithéliales modifiées, se présente dans les coupes de calculs à l'état de noyau central unique ou multiple, ou bien à l'état de réticulum, au milieu duquel, comme dans les calculs phosphatiques se déposent els substances salines. Des coagulations de fibrine ont été vues, servant de noyaux à des calculs ; des faits de ce genre sont rapportés par Brodie, Englisch, Heller, Hodgkin, Prout et Willis. Dans l'observation de Dupré un caillot occupait le noyau du calcul, formé d'acide urique au centre et d'oxalate de calcium à la périphérie. Un calcul analysé par Mac Carthy avait de la graisse pour noyau. On sait enfin que dans certaines contrées, principalement en Égypte, un parasite, la filaire, se trouve dans les calculs (Ebstein, Zancarol).

Des micro-organismes se voient aussi au centre des calculs. Ils ont été trouvés par Kühne, par Waldeyer, par Recklinghausen. Galippe (2), plus récemment, a de nouveau constaté leur présence au sein des calculs urinaires, et leur a attribué un rôle prépondérant dans la formation de ces derniers. Ebstein (3) les a cherchés et trouvés souvent, mais il ne les a jamais rencontrés vivants ; ils étaient morts par le processus d'incrustation, pour lui, leur rôle serait très secondaire.

Des calculs uriques. — Ce sont les plus fréquents chez l'homme. Beneke sur 649 calculs déposés au musée de Hunter, à Londres, en trouve 278 uriques ou à noyau urique ; et 201 formés d'urates ; l'acide urique ou ses dérivés entre dans la composition des calculs urinaires dans la proportion de 73 0/0. Ce sont les proportions de Billroth, Ultzmann et Carter.

Des conditions *générales* président à la formation des calculs uriques : les conditions *locales* ne sont que secondaires.

(1) Fourcroy et Vauquelin. *Mém. de l'Institut national*, t. IV, p. 112 et 395. Paris, 1803.

(2) Galippe. *Soc. de biol.*, 6 mars, 1886.

(3) Ebstein. *Loc cit.*, p. 91.

1° La *diathèse* urique joue ici le principal rôle ; les infarctus uriques des nouveau-nés signalés par Clesse (1) (1841), par Schlossberger (2) (1842), par Parrot (3) (1871), par Ebstein (4) peuvent être le point de départ de concrétions plus volumineuses. Or, chez l'enfant, comme chez le fœtus, où leur présence est signalée par Martin, Hoogweg, Schwartz, Birsch-Hirschfeld, Rüge et Wöhler (5), ils sont la manifestation de la diathèse, du ralentissement de la nutrition (Bouchard).

L'expérimentation a permis à Ebstein et à Nicolaïer (6) de réaliser par l'alimentation artificielle les conditions nécessaires à la production des calculs ; leurs expériences ont porté sur des chiens et des lapins. « En introduisant de l'oxamide dans l'alimentation, des concrétions rénales volumineuses se trouvèrent localisées dans le bassinet tandis que les sables et les graviers d'oxamide se rencontrèrent dans toutes les parties de l'arbre urinaire. Les calculs ainsi obtenus sont assez durs : en les usant, on remarque entre les couches concentriques une striation radiée. Ces concrétions sont constituées par l'oxamide et par une charpente organique offrant les réactions des substances albuminoïdes. »

On conçoit facilement, d'après ces expériences, le rôle et l'importance de l'alimentation, pour exagérer une prédisposition individuelle (A. Robin).

2° La diathèse explique la production de l'acide urique, mais la *substance organique*, d'où vient-elle ? Elle peut être fournie par les canalicules urinaires, ou les canaux d'excrétion, les calices, le bassinet. En ce qui concerne les calculs formés d'acide urique ou d'urates, la substance organique se formerait au point d'élimination, c'est-à-dire dans les canalicules urinaires. Ebstein (7), en effet, a démontré dans son livre sur la goutte, que l'acide urique est un poison chimique, qui entraîne par sa seule élimination en excès un processus inflam-

(1) CLESS jun. *Würtemberg. med. Correspond. Blatt.*, 1841, n° 15, p. 114.

(2) SCHLOSSBERGER. *Arch. f. phys. Heilkunde*, I, 1842, p. 576.

(3) PARROT. *Arch. de méd.*, 1872, t. II, p. 169.

(4) EBSTEIN. *Loc. cit.*, p. 61.

(5) Cités par EBSTEIN. *Loc. cit.*, p. 84.

(6) EBSTEIN et NICOLAIER. Gravelle expérimentale, 8° *congrès de médecine int.* Wiesbaden, 1889.

(7) EBSTEIN. *Die Natur und Behandlung der Gicht.* Wiesbaden, 1882.

matoire et nécrosique. La substance organique est ainsi fournie par les cellules épithéliales nécrosées, ou par les substances albuminoïdes, qui sont la conséquence de leur destruction. Une fois que le noyau de substance organique s'est constitué et enveloppé d'une première couche d'acide urique, le développement ultérieur et l'accroissement se forme par le dépôt successif de couches nouvelles.

Des calculs oxaliques. — Leur fréquence est beaucoup moindre, Benecke (1) sur 649 calculs urinaires, donc 479 étaient formés d'acide urique ou d'urates, n'en trouve que 94 (14,7 0/0) formés en totalité ou en partie d'oxalate de chaux. De ces 95,33 seulement étaient formés d'oxalates purs : les autres avaient seulement un noyau d'oxalate de chaux, alors que la périphérie se composait d'acide urique ou de phosphates terreux.

1° L'*acide oxalique* vient de la transformation de l'acide urique : la diathèse oxalique est comme une manifestation secondaire de la diathèse urique, toutes deux résultant d'une cause générale.

L'alimentation peut toutefois, dans une large mesure, exagérer la production et l'élimination de l'acide oxalique.

2° La *substance organique*, qui fait le noyau des calculs oxaliques vient des voies d'excrétion (calices et bassinets), d'après Meckel et Ebstein. Meckel (2), a décrit un catarrhe spécifique, *lithogène*, caractérisé par un état inflammatoire chronique, avec sécrétion muqueuse ; le mucus acide entraînerait la précipitation de l'acide oxalique.

Ebstein ne considère nullement ce catarrhe comme spécifique : pour lui toutes les desquamations superficielles, provenant d'un catarrhe épithélial sont susceptibles d'arriver au même résultat. Toutes les maladies infectieuses, toutes les intoxications, qui sur les autres muqueuses se traduisent par une desquamation épithéliale seraient susceptibles de produire le même résultat sur la muqueuse des calices et du bassinet. Après Meckel, il a recherché et trouvé dans un calcul d'oxalate de chaux des formations épithéliales analogues à celles qui tapissent normalement la surface de la muqueuse. L'oxa-

(1) Benecke. *Grundlinien des Stoffwechsels.* Berlin, 1874.
(2) Meckel. Berlin, 1856.

late de chaux sécrété par le rein se combinerait donc aux produits épithéliaux, conséquences du catarrhe.

Mais, toujours d'après Meckel, une partie seulement de l'oxalate de chaux serait sécrétée par le rein, une autre partie serait éliminée par la muqueuse du bassinet et des calices à l'état de combinaison avec l'albumine. Cette opinion est partagée par Schmidt et par Hoppe-Seyler; et Ebstein, établissant une analogie avec le processus de nécrose qu'il attribue à l'élimination de l'acide urique, s'empresse d'ajouter (p. 95) : « Si l'oxalate de chaux est éliminé normalement par l'épithélium, sa production exagérée sera comme une des conditions étiologiques, qui entraînera une desquamation épithéliale plus abondante ».

Malgré ces incertitudes, que la paroi soit modifiée par l'élimination de la substance, ou par l'existence antérieure d'un catarrhe, il n'en reste pas moins certain, que la formation des calculs oxaliques ou d'oxalate nécessite l'intervention des produits épithéliaux des voies urinaires, qu'Ebstein a retrouvés dans un calcul. Mais ce catarrhe, quel qu'il soit, est superficiel, chronique et sans symptômes (Meckel, Ebstein).

Des calculs de xanthine. — La rareté des calculs de xanthine n'a pas permis de préciser jusqu'ici les conditions exactes de leur production. On sait qu'il out une substance organique, mais on ne sait de quelle façon celle-ci se comporte. On a trouvé parfois la xanthine à côté de l'acide urique dans les calculs ; certains ont prétendu que l'acide urique n'était qu'un produit d'oxydation de la xanthine. Le fait n'est pas démontré physiologiquement (Bouchard) ; on peut toutefois se baser sur ces relations avec l'acide urique pour admettre par analogie une réaction semblable dans la formation calculeuse.

Des calculs de cystine. — Les calculs de cystine sont encore plus rares que les précédents : on les compte. D'après Frémy et Pelouse, la cystine serait encore un dérivé de l'acide urique; et pour que la cystinurie en vienne à former des calculs, il faut encore la présence d'un catarrhe ou d'un autre processus inflammatoire dans les voies urinaires, qui donne le noyau de substance organique.

Des calculs phosphatiques. — Comme pour les calculs uriques, deux ordres de conditions président ici au développement des calculs phosphatiques ; nous retrouvons l'influence de l'état général, de la nutrition, et de l'état local, des voies urinaires.

La *phosphaturie*, c'est-à-dire l'élimination de phosphates en excès dans le sang constitue une condition éminemment favorable à la production des calculs. C'est là la raison de la fréquence des calculs dans l'ostéomalacie par exemple : les sels des os sont éliminés par l'urine et forment des calculs, lorsque l'état des voies urinaires leur fournit la matière organique : les faits de Moers, de Nuck, de Langendorff confirment cette proposition.

Les altérations des voies urinaires, c'est-à-dire *les conditions locales* peuvent suffire dans quelques cas à expliquer la production des calculs phosphatiques, en dehors des cas où les sels existent en excès dans le sang. Les phosphates, contenus à l'état normal dans la circulation, présentent une grande tendance à se combiner avec les matières organiques, surtout avec les matières mortes ou nécrosées. Maly, Donat, Virchow, Ebstein ont insisté à plusieurs reprises sur cette tendance des phosphates à se déposer au contact de la matière organique, altérée, transformée. Et une expérience de Litten démontre bien cette calcification dans un tissu, mort par l'interruption de la circulation. Après cinq jours de ligature temporaire de l'artère rénale, Litten trouve sur un chien une imprégnation intense de l'épithélium par les sels calcaires, et, au bout de dix jours, le rein a dans son ensemble une consistance calculeuse, les canalicules étaient remplis de masses calcaires (1).

Ebstein (p. 184) signale comme favorisant encore le dépôt des phosphates les *troubles de la nutrition rénale*, qui suivent les infections morbides. Le malade, à qui Gustave Simon, enleva le rein (1871) avait eu la rougeole ; le calcul était phosphatique, Wagner, sur un enfant mort de scarlatine, trouva du phosphate de chaux en masses rondes dans le rein. Des observations analogues ont été faites par Litten, Küttner, Erytropel, sur des malades, dont les reins avaient subi la nécrose épithéliale.

(1) Litten. *Zeitschr. f. klin. Medizin*, I, p. 131. (Verkalkung der Niere nach Arterienunterbindung).

De toutes les altérations des voies urinaires, celles qui facilitent le mieux la production des calculs, ce sont les suppurations rénales et du bassinet, avec fermentation de l'urine. La suppuration, les déchets organiques qui en sont la conséquence fournissent la matière organique, qui n'a plus qu'à recevoir l'imprégnation phosphatique. Celle-ci résulte de la fermentation ammoniacale de l'urine, qui aboutit à la précipitation du phosphate ammoniaco-magnésien insoluble et du phosphate de chaux,

La formation des calculs dans ces conditions résulte du même processus, qui aboutit à la calcification des corps étrangers introduits dans les voies urinaires. Celle-ci ne se produit que lorsque les voies urinaires sont infectées et suppurent. Les expériences de Studensky. de P. Bert sont instructives à cet égard. Des corps étrangers, morceaux de bois, de caoutchouc, etc, ne sont calcifiés, que lorsque avec les microbes de la suppuratiou sont introduits les micro-organismes de la fermentation de l'urine. Mais, ici, comme là la prédisposition individuelle joue toujours son rôle : et telle inflammation superficielle suffira ici pour produire un calcul, alors qu'ailleurs, une altération plus profonde restera sans calculs, c'est cette absence de corrélation constante entre les deux ordres de conditions, qui fait que toutes les pyélites ne deviennent pas calculeuses.

Des calculs de carbonate de chaux. — Les conditions de leur développement sont les mêmes que celles des calculs phosphatiques. Ils se déposent sous formes de concrétions, lorsque, sous l'influence de certaines modifications de la nutrition, les carbonates se trouvent, comme chez les herbivores en abondance, dans l'urine. Ils se développent encore dans l'urine ammoniacale par transformation des oxalates ou des phosphates, les oxalates se transformant en carbonates sous l'influence des micro-organismes (Ebstein).

De la distinction entre les calculs primitifs et les calculs secondaires. — Les théories adoptées par Ultzmann et Ebstein sur la formation des calculs, et partagées en France par M. A. Robin (1) tendent à modifier la distinction habituellement adoptée entre les calculs primitifs et les calculs secondaires. D'après ces idées, en somme, la

(1) A. Robin. *Clinique médicale*, 1887, Paris.

production d'un calcul quelconque suppose toujours une altération des voies urinaires, qui précède ou accompagne la formation du calcul, et en est un élément indispensable. Dès lors, tous les calculs sont, au sens propre du mot, des calculs secondaires.

Cliniquement, la distinction précédente reste fondée ; il y a des calculs (les uriques, les calculs de xanthine, de cystine, les oxaliques) qui sont *primitifs*, parce que la lésion du rein ou du bassinet nécessaire à leur production est cliniquement inappréciable, insaisissable, ce n'est qu'une modification anatomique, le calcul reste dans ces cas la chose importante, primitive. Il y a des calculs *secondaires* à la pyélite, à la pyélonéphrite : ce sont ceux comme les phosphatiques, les calculs de carbonates, qui se produisent le plus souvent au cours d'une affection sérieuse, profonde, appréciable des voies urinaires. Ici la lésion de l'appareil urinaire est la première en date ; le calcul n'est qu'un accident dans son cours, il n'est bien que secondaire.

Toutefois, il est à remarquer que la nature chimique d'un calcul ne peut à elle seule, permettre de le ranger dans l'une ou l'autre catégorie de calculs, et nous avons vu que les phosphatiques, qui forment la presque totalité des calculs secondaires, avec les concrétions de carbonate de chaux, peuvent, parfois, être primitifs au sens restreint qu'il convient d'attribuer à ce terme.

Comme transition entre les deux classes des calculs se trouvent les calculs *mixtes*, dont les exemples sont nombreux. Un calcul urique primitif s'est formé à un moment quelconque : au bout d'un certain temps, la suppuration envahit l'appareil urinaire, de nouvelles appositions phosphatiques vont se former secondaires autour du noyau primitif. Cette transformation de la lithiase s'opère, d'autres fois, sur un rein dont les calculs primitifs, uriques ont été expulsés par des coliques néphrétiques : les premières concrétions rendues sont de nature urique ; les malades sont suivis, opérés, on ne trouve plus dans le rein que des calculs phosphatiques, secondaires.

Une observation citée par Hallé (1) concerne un fait intéressant de ce genre : « Le sujet de l'observation avait été un calculeux urique franc avec vives douleurs et coliques néphrétiques intenses pendant plusieurs années ; il rend du sable urique et pas de pus, puis il fait de

(1) Hallé. *Loc cit.*, obs. XXVIII, et p. 202.

la cystite, la gravelle change de caractère ; il rend du sable phosphatique, puis du pus abondant pendant des années. A l'autopsie dilatation atrophique du rein droit, siège de l'ancienne gravelle urique : urétéro-pyélite ascendante snppurée du rein gauche ; au milieu du pus est un énorme calcul phosphatique secondaire resté absolument latent. »

Obs. II (Personnelle). — *Tuberculose latente du rein gauche. — Lipomatose périrénale avec substitution partielle. — Calculs secondaires de phosphates calcaires.* — Femme, 47 ans. Entrée au mois de février 1890 dans le service de M. le professeur Guyon, salle Laugier, n° 13, pour un phlegmon iliaque. D'une bonne santé habituelle, cette femme n'est malade que depuis le mois de décembre dernier. A cette époque, elle eut la grippe : ses règles en même temps se supprimaient et trois jours après elle éprouvait une douleur sourde dans la fosse iliaque gauche. Vers le milieu de janvier elle entre à l'hôpital dans un service de médecine : on trouve à ce moment un empâtement profond, comme un abcès en voie de formation dans la fosse iliaque gauche. En même temps, que la suppuration devenait évidente, un ictère très prononcé se déclarait sans cause appréciable ; la malade est passée de médecine en chirurgie. Il existe dans la fosse iliaque une collection importante, descendant en bas jusqu'à la crête iliaque et remontant en haut jusque près des fausses côtes. Malgré des investigations attentives faites sur les organes pelviens sur le rein, on ne trouve rien, absolument rien qui puisse expliquer le développement de cette suppuration. Les urines sont de quantité normale, elles ne contiennent ni pus, ni sang, mais seulement des pigments biliaires en quantité. En interrogeant avec soin la malade, on trouve seulement que depuis quelques mois elle a un peu changé, elle a maigri, ses forces ont diminué ; elle mangeait moins, digérait difficilement et éprouvait du dégoût pour la viande. Mais elle n'a jamais rien éprouvé dans la région du rein gauche, jamais de douleurs, jamais de coliques néphrétiques ; ses urines n'ont jamais rien présenté de particulier. L'abcès fut incisé par Albarran ; 600 gr. de pus environ furent évacués. La cavité irrégulière avait deux prolongements, l'un inférieur vers le petit bassin, l'autre vers le flanc gauche. Le doigt, introduit dans l'ouverture ne constate rien de particulier sur les parois. Drainage. Lavages à l'eau phéniquée deux fois par jour. Malgré l'amélioration relative, qui suivit l'intervention, la malade s'épuisa et mourut quelques jours plus tard.

Autopsie. — La vessie et les uretères sont sains, ainsi que le rein droit. Le *rein gauche* est perdu au milieu d'une masse graisseuse sous-péritonéale épaissie et sclérosée, avec laquelle il fait corps.

L'uretère est perdu au milieu de cette masse qui l'enserre. Une sonde cannelée introduite dans l'uretère de bas en haut parvient cependant sans difficulté dans la cavité du bassinet. A la coupe, le rein est méconnaissable. La couche graisseuse qui l'enveloppe fait corps avec lui et s'est en partie substituée à son parenchyme. Celui-ci ne se reconnaît plus qu'à quelques parties plus rouges, creusées d'alvéoles et cavités en communication avec une cavité centrale, plus grande, le bassinet. Chacune des cavités secondaires au nombre de trois contiennent un calcul : leurs parois sont irrégulières, anfractueuses, et ulcérées. En un point se voit un véritable abcès caséeux. Un calcul un peu plus gros, friable est au centre du bassinet ; un de ses prolongements s'adapte sur l'orifice supérieur de l'uretère. L'extrémité inférieure du rein venait au contact du foyer de la fosse iliaque. Un abcès caséeux s'était ouvert à la fois dans le bassinet et dans le tissu périrénal, où il avait donné lieu à la suppuration de la fosse iliaque.

L'*examen histologique* a vérifié la nature tuberculeuse des lésions. Le foie présente les altérations classiques de la syphilis acquise.

L'*analyse chimique* des calculs, faite par M. Chabrié a confirmé leur nature phosphatique.

II. — Physiologie pathologigue des lésions du rein calculeux.

Suivant qu'il y a ou non infection, l'évolution du calcul se fera septique ou aseptique : et les lésions se développent banales, vulgaires, non spéciales ; d'inflammation et de suppuration dans le premier cas, mécaniques et de distension dans le second. Les remarquables travaux d'Albarran (1) sur le rein des urinaires trouvent à notre sujet une application immédiate.

Aseptique, le calcul ne fait pas suppurer. Des calculs du rein peuvent pendant des années séjourner dans le bassinet, sans révéler anatomiquement leur présence par d'autres lésions, que celles de sclérose aseptique. Lésions toutes mécaniques, et qu'entraîne forcément à un moment donné la présence d'un calcul un peu volumineux. C'est dans cet état que persistent à s'accroître pendant des années les calculs, développés pendant l'enfance ; dans un grand nombre des observations que nous avons rassemblées, on note la présence de coliques néphrétiques dès l'enfance, alors que les accidents qui ont nécessité l'intervention ne se sont développés que vers l'âge de 30 ou 40 ans. Le calcul reste donc dans le bassinet ou les calices sans suppuration, tant que l'infection ne s'est pas produite.

(1) ALBARRAN. *Étude sur le rein des urinaires.* Paris, 1889.

L'évolution *septique* succède à la première phase ; elle commence, dès que les conditions d'infection se trouvent réalisées. A partir d'un certain âge, celles-ci deviennent tellement fréquentes et multiples, et l'irritation entretenue par la présence du calcul est si bien faite pour mettre le rein dans un état favorable de réceptivité microbienne, que l'on trouve presque toujours les lésions inflammatoires ou suppuratives (pyélite, pyélonéphrite suppurée, etc.). En France où l'on opère les calculs du rein à une période moins voisine de leurs premiers symptômes, qu'en Angleterre, il en est ainsi ; les cas de néphrolithotomies pour calculs dans un rein non suppuré se comptent.

C'est encore la multiplicité des causes d'infection, qui fait la rareté de l'hydronéphrose calculeuse ; la limpidité du liquide ne peut suffire à caractériser l'origine aseptique de l'affection ; à la suite d'une oblitération de l'uretère droit, due très probablement à un calcul engagé, une tumeur, une hydronéphrose se développa dans le flanc droit sur un malade du service de Necker, en 1889. M. Guyon pratiqua, le 16 janvier. la néphrotomie et il s'écoula une très grande quantité de liquide clair, recueilli au moment de l'incision ; Albarran trouva dans les lamelles colorées quelques globules de pus sans pouvoir distinguer de micro-organismes ; mais, comme le fait remarquer notre distingué collègue, il ne s'agit pas ici d'une oblitération aseptique vraie, car les leucocytes témoignent de l'existence passée de microbes pathogènes. Voilà donc une hydronéphrose calculeuse, qui, en réalité, n'en est pas une, puisque des micro-organismes ont, à un moment donné de son évolution, forcé la diapédèse leucocytique.

L'infection suit toujours la voie ascendante (cathétérisme, blennorhagie, infections génitales chez la femme). La voie centrale plus rare, pourrait aussi servir aux micro-organismes pour aborber le rein ; la pyélite primitive existe, des observations en ont été rapportées par M. Le Dentu, par M. A. Robin (1).

L'infection produite déterminera dans le rein les lésions de la pyélite, de la pyélonéphrite scléreuse et suppurée, la périnéphrite scléreuse et chronique, ou suppurée, Albarran (2) a précisé dans une communication à la société de biologie les conditions de production

(1) A. Robin. De la pyélonéphrite primitive *Gaz méd.*, 1885, p. 215.
(2) Albarran. *Pathogénie des périnéphrites. Soc. biol.*, 29 juin 1889.

des périnéphrites, et montré, que les microbes suivaient la voie lymphatique pour aboutir à la couche cellulo-graisseuse périrénale : ces données sont de tous points applicables aux périnéphrites d'origine calculeuse, exception faite toutefois pour les cas où le calcul détermine une déchirure du bassinet et une infiltration d'urine périrénale.

Enfin, comme l'infection peut se produire à toutes les périodes de l'évolution primitivement aseptique, il peut résulter de cette combinaison des lésions associées, des formes mixtes : une hydronéphrose peut se transformer en pyonéphrose, et, si l'on observe la tumeur à la phase intermédiaire, on trouve un liquide, qui n'est ni clair, ni franchement purulent : c'est une lésion mixte, une forme de transition.

De même, dans le cours d'une pyélonéphrite ancienne, peut survenir une poussée nouvelle, comme une infection surajoutée ; les lésions récentes s'ajoutent aux lésions anciennes, il en résulte des altérations complexes, dont un malade, que nous avons pu suivre dans le service de M. Guyon a présenté un type très net.

OBS. III (PERSONNELLE). — *Rétrécissement uréthral. — Dilatation. — Urétéro-pyélite. — Calculs secondaires. — Coliques néphrétiques à gauche. — Poussée aiguë d'infection surajoutée. — Mort. — Calculs dans le rein droit. — Graviers dans le rein gauche.* — A..., Henri, âgé de 28 ans, entre, le 10 juin 1890, dans le service de la clinique, à Necker, salle Velpeau, n° 26. Il habite les colonies et vient en France consulter M. le professeur Guyon pour des coliques néphrétiques dont il souffre depuis quelques années. Dans ses antécédents héréditaires, rien de particulier à signaler. Il y a dix ans, il a contracté une première blennorrhagie, et une seconde, il y a trois ans. En 1884, il a commencé à avoir des coliques néphrétiques du côté gauche : elles se reproduisirent pendant quelqss années tous les six mois. Chaque crise durait quelques heures, s'accompagnait de vomissements, de douleurs irradiées et était suivie de l'expulsion de graviers. Dès ce moment, il a remarqué qu'il y avait du pus dans l'urine. Dès 1882, en effet, c'est-à-dire deux ans avant d'éprouver les premières douleurs, il avait été sondé pour la première fois, et depuis il a toujours continué à se sonder lui-même ; il avait été sondé pour un rétrécissement de l'urèthre, on lui avait fait la dilatation de l'urèthre, et comme il avait des phénomènes de cystite, avec présence de pus dans l'urine, on lui avait fait à plusieurs reprises des lavages de la vessie à l'eau distillée. C'est pour maintenir la dilatation qu'il avait conservé l'habitude de se sonder plusieurs fois par semaine. Dans l'intervalle des coliques néphrétiques, il n'éprouvait jamais de douleurs sérieuses dans le côté gauche ; ni la voiture, ni la course ne le faisaient souffrir. La dernière colique date de 15 jours avant son entrée à l'hôpital ; elle eut lieu du côté droit, ce fut la première et la seule de ce côté.

A son entrée à l'hôpital, on constate un rétrécissement uréthral bulbaire, qui laisse facilement passer le n° 10. En arrière du rétrécissement, on a la sensation nette de graviers engagés dans le canal. La vessie a une capacité de 60 gr. environ, les mictions se font à peu près toutes les deux heures. Les reins ne sont pas augmentés de volume, ni douloureux. Les urines sont légèrement troubles avec un peu de pus au fond du vase. Il n'y a pas de fièvre.

On met dans l'urèthre une bougie à demeure, n° 10, le 4 juillet.

5 juillet. A la suite de la mise à demeure de la bougie, le malade a eu de la fièvre (40°) et un frisson ; la bougie a été enlevée. Uréthrotomie interne, sonde n° 17.

Le 9. Ablation de la sonde ; le malade rend dans l'après-midi quelques petits graviers phosphatiques.

Le 11. Ce matin, à 8 heures, le malade est pris d'une colique néphrétique à gauche ; le rein n'est pas douloureux, L'uretère est lui-même très peu sensible. Il n'a pas de fièvre ce matin, mais cette nuit sa température a été prise au moment où il commençait à souffrir : le thermomètre a marqué 39° ; *soir*, les douleurs se sont dissipées : le rein gauche est toujours insensible. L'uretère ne manifeste également que très peu de sensibilité.

Le 12. On essaie la dilatation n° 17 ; le soir, fièvre.

Le 16. Menaces de coliques néphrétiques ; le malade ressent les douleurs, qui annoncent d'ordinaire le début de ses crises. Sa température prise à ce moment marque 39°.

Le 17. Les douleurs néphrétiques ont disparu, mais le malade souffre beaucoup pour uriner. On essaie un lavage de la vessie, la sonde n'est pas tolérée.

L'état général s'aggrave : l'amaigrissement s'accentue chaque jour, et la fièvre est continuelle.

Les 18, 19, 20. Même état. Les urines sont hématuriques. Les reins ne sont toujours pas augmentés de volume, mais la pression dans les hypochondres révèle une douleur évidente.

Le 29. L'hématurie a continué jusqu'à aujourd'hui. Le malade meurt dans le coma. La fièvre n'a pas cessé.

Autopsie, pratiquée 30 heures après la mort. — L'urèthre, la vessie présentent les lésions constatées pendant la vie : rétrécissement bulbaire dilaté, vessie petite, rétractée, avec lésions de la cystite et un ou deux petits graviers. Les *uretères* sont considérablement épaissis. Ils dessinent sous le péritoine leur trajet. Ils sont atteints d'urétérite, sans périurétérite notable : la paroi est épaissie; prend la plus large part à l'augmentation du volume, le calibre n'est cependant pas sensiblement rétréci. Le rein *droit* est volumineux, sans périnéphrite : il se laisse enlever facilement. En l'enlevant, on perçoit une crépitation calculeuse très nette. Sa surface est rouge, ecchymosée, parsemée de points blancs. A la coupe, on trouve, dans le bassinet enflammé, deux calculs volumineux, du volume d'une noix, de nature phosphatique et à facettes. Dans les calices, deux autres calculs plus petits se rencontrent également. La substance rénale est partiellement détruite, dans les régions qui avoisinent le bassinet : le sommet de plusieurs pyramides est totalement détruit. Des abcès miliaires s'observent en plusieurs points : l'un d'eux plus volumineux forme une poche à la partie supérieure du rein. Le rein gauche, a le même volume, le même aspect, que son congénère. Dans le bassinet, ne se trouve aucun calcul, mais la paroi est totalement infiltrée de sels calcaires qui l'épaississent et l'indurent : les mêmes abcès miliaires se rencontrent dans la substance corticale : les pyramides sont en partie détruites.

Bien que l'état de putréfaction avancée n'ait pas permis de faire l'examen histologique, il est facile à l'œil nu de rattacher les lésions observées à la néphrite infectieuse, rayonnée et infiltrée. Il est évident que ces lésions toutes récentes sont venues se greffer sur des altérations anciennes de pyélonéphrites.

Pour la confirmation des faits, que nous venons de rappeler, l'expérimentation concorde avec l'observation clinique. Notre maître, M. Tuffier, a pratiqué des expériences sur la tolérance indéfinie par le rein des corps étrangers aseptiques et, dans son ouvrage sur la chirurgie expérimentale du rein, nous trouvons plusieurs expériences qui nous intéressent ; elles ont consisté à introduire dans le bassinet après néphrotomie des fragments de spath fluor stérilisés. En aucun cas, la suppuration n'a été la conséquence du séjour prolongé du corps étranger dans le rein.

Dans une autre expérience (n° XVI, p. 154), au lieu de spath fluor c'èst un petit gravier qui est introduit dans le bassinet.

Experience XVI *de M. Tuffier.* — Chien blanc, pesant 18 kilogr. 16 mars 1888. Anesthésie par l'atropomorphine. Laparotomie ; le rein est amené à l'extérieur, le pédicule comprimé par les doigts d'un aide. Ouverture longitudinale du rein, jusqu'au bassinet, dans lequel on introduit un petit gravier antiseptisé par l'étuve à 120°. Hémorrhagie abondante de la plaie rénale, que l'on arrête par la compression de l'artère rénale, au moyen de deux doigts placés sous le pédicule. On passe alors dans la substance du rein quatre points de suture au catgut n° 3 que l'on serre modérément. Comme la ligne de suture continue à saigner légèrement, on ajoute quatre autres points intermédiaires superficiels au catgut plus fin. L'hémostase est parfaite, on réintègre le rein dans la loge. Pansement. Collodion et iodoforme.

27 mars 1888. Le chien est tué par la piqûre du bulbe. Autopsie. Rein droit normal. Rein gauche accolé à la grosse tubérosité de l'estomac entourée par l'épiploon, qui lui adhère fortement. Sur une coupe transversale du rein, on constate que la réunion est parfaite. Il ne reste plus trace des fils de catgut. La ligne de suture est petite, et paraît formée de tissu fibreux dense. L'uretère est perméable. Le gravier est resté dans le même état et n'a provoque aucune suppuration

Nous avons fait, dans le laboratoire, de la clinique à Necker une série d'expériences qui, basées sur le même principe, nous ont donné des résultats absolument semblables ; en essayant ces expériences, nous voulions :

1° Produire l'hydronéphrose par oblitération de l'uretère avec un calcul.

2° Introduire dans le bassinet un calcul, et démontrer que sa présence ne déterminait aucune trace d'inflammation, si l'opération avait été aseptique ; recherche en même temps, quelles lésions aseptiques se développaient du côté du rein.

3° Introduire non plus dans le bassinet, mais dans la substance rénale même un gravier et voir quelles lésions se faisaient aseptiques à son voisinage.

4° Rechercher enfin si la présence d'un calcul d'un côté pouvait en quelque manière modifier le rein du côté opposé,

En ce qui concerne l'hydronéphrose nos tentatives sont restées absolument négatives : nous opérions sur des lapins dont les uretères trop petits ne se laissent pas facilement obturer par des calculs ; et comme d'autre part nous ne voulions aucunement pratiquer, pour fixer le calcul, une ligature de l'uretère qui aurait changé nos conditions d'expériences, nous étions réduits à exercer pour l'introduction du calcul des manœuvres, qui ont diminué la résistance de l'uretère et amené sa perforation. Pour ces raisons, nous n'avons pu produire l'hydronéphrose calculeuse.

Nos expériences d'introduction de calculs dans le bassinet ou la substance rénale nous ont conduit aux mêmes résultats que Tuffier : aseptique le calcul, qu'il soit dans le bassinet, ou la substance ne détermine pas la suppuration. Nos expériences ont été faites au mois de juillet ; nos animaux ont été tués aù mois de septembre ; et le séjour des corps étrangers a été de 60 jours. Or, rien dans les caractères du liquide du bassinet ne révéla ni à l'œil nu, ni au microscope des traces de suppuration. Les cultures du liquide faites de diverses façons, avec l'aide et sous le contrôle de notre ami Hallé, n'ont donné aucun résultat positif ; les calculs introduits aseptiquement ont été tolérés de même par le rein.

Aucune lésion spéciale ne peut être reconnue à l'examen histologique : en dehors de la cicatrice de la néphrotomie, parfaitement réunie, on ne trouve dans les régions éloignées du rein aucune trace de sclérose ou de dilatation.

Le rein opposé a toujours été trouvé sain, et sans augmentation de volume, sans lésion appréciable. Une seule fois, sur un lapin, dont nous avions néphrotomisé le rein gauche pour introduire dans son uretère un petit calcul, nous avons trouvé une augmentation de volume évidente du rein droit : le lapin avait vécu cinq jours avec un uretère plus ou moins bouché et était mort d'infiltration d'urine et de péritonite.

De ces quelques faits, nous pensons tirer les conclusions suivantes :

1° Les calculs aseptiques sont tolérés indéfiniment par le rein, tant qu'une cause d'infection ne se produit pas.

2° Les lésions aseptiques, qui se développent dans le rein, à l'occasion d'un calcul, sont des lésions mécaniques, dues à l'obstacle que le calcul, par son volume ou sa situation, oppose à l'excrétion de l'urine : s'il est petit et mobile dans le bassinet, l'obstacle ne se fait pas, et la lésion ne se produit pas.

3° La présence d'un calcul dans un rein ne modifie aucunement l'état et le fonctionnement de l'autre rein. Celui-ci ne se modifie, que si l'insuffisance manifeste du rein calculeux lui impose un fonctionnement exagéré.

CHAPITRE III

SYMPTOMES ET ÉVOLUTION CLINIQUE DES CALCULS DU REIN ET DE L'URETÈRE

Primitive ou secondaire, la lithiase rénale se caractérise par des signes plus ou moins tranchés ; secondaire, le calcul est le plus souvent précédé dans ses manifestations par les phénomènes de suppuration pyélitique ou rénale, qui ont abouti à sa formation ; il est masqué par l'évolution principale de ces lésions primitives, et se découvre par hasard au cours d'une néphrotomie ou de l'autopsie. Toutefois, si la lésion première est légère, superficielle, peu intense, les manifestations de la lithiase viendront en première place et bien que secondaire, le calcul se comportera au point de vue symptomatique comme le primitif. Il y a donc avantage à grouper dans une même description d'ensemble les symptômes des calculs rénaux.

I. — Signes des calculs du rein.

Des calculs du rein ne déterminent parfois aucun symptôme ; le fait est bien connu, et les bulletins de la Société anatomique enregistrent chaque année une série nouvelle de présentations, concernant des calculs latents du rein, trouvés à l'autopsie. Les faits remarquables de Baglivi, de Heurnius, de Crassius, de Borelli, Van Swieten, Howship, Veirac, Houstet, Crosse, Marcet, etc, sont cités partout et connus de tous ; on pourrait à l'infini multiplier les exemples de ces calculs latents. Pigné (1) (1838) présente à la Société anatomique un abcès gangreneux du rein, avec un calcul dans le foyer ; rien n'avait

(1) PIGNÉ. *Bull. de la Soc. anat.*, t. XIII, nº 2, 1838.

pendant la vie pu le faire soupçonner. Vigla (1) trouve à l'autopsie d'un malade une hypertrophie du rein, avec abcès central et calcul; aucun symptôme n'avait révélé leur présence. Boucher (2), puis Coulon (3) ont observé et publié des faits du même genre. C'étaient pour la plupart des calculs secondaires à une pyélite, et, comme il arrive très souvent, la présence du calcul est masquée derrière la manifestation reconnue de la lésion principale et primitive.

Mais il existe aussi et en grand nombre des exemples de calculs volumineux du rein, occupant toute, où à peu près, l'étendue du bassinet, dans un rein sain ou relativement sain, et dont aucun signe n'a jamais révélé la présence. C'est à la fixité du calcul et à l'évolution aseptique de ce dernier, que l'on doit attribuer l'absence de toute réaction rénale. Nivet (4), en 1835, montrait à la Société anatomique un calcul latent du rein; les calices étaient dilatés et la substance glandulaire atrophiée. Gueneau de Mussy (5) trouve également sans symptômes un calcul dans un rein kystique. Les observations de Dauner (6), de Aubrée (7) sont absolument identiques.

L'observation (obs. II) que nous avons rapportée n'a pu relever dans les antécédents du malade aucune douleur, aucune colique néphrétique, aucune hématurie. Il en était de même pour un malade observé par Beluzon (8) : à 69 ans, ce malade mourait d'insuffisance rénale alors que rien dans la vie n'avait à aucun moment laissé supposer l'existence d'un volumineux calcul dans le rein. Dans un autre fait intéressant, publié par Evrain (9) un calcul énorme, occupant tout le bassinet et les calices n'avait donné lieu à aucun symptôme, autre, que ceux de la néphrite dont le malade mourut.

Des exemples de ce genre seraient facilement multipliés sans avantage (10), ils suffisent à prouver que des calculs restent dans le rein

(1) Vigla. *Bull. de la Soc. anat.*, 1839.
(2) Boucher. *Bull. de la Soc. anat.*, t. XVI, 1841.
(3) Coulon. *Bull. de la Soc. anat.*, t. III, p. 84, 1858.
(4) Nivet. *Bull. Soc. anat.*, t. XI, 1835.
(5) Gueneau de Mussy. *Bull. Soc. anat.*, t. XI, 1836.
(6) Dauner. *Id.*, 2e série, t. I, 1856.
(7) Aubrée. *Id.*, 2e série, t. II, 1857.
(8) Beluzon. *Marseille médical*, 1889, p. 501.
(9) Évrain. *Soc. méd. de Reims*, 11 janvier 1888.
(10) Leblond. Rein calculeux. *Bull. Soc. anat.*, 1888, p 596.

pendant des années sans révéler leur présence par aucun signe appréciable. A la longue, les altérations secondaires du rein finissent par créer l'insuffisance rénale, et la mort survient.

D'ailleurs la tolérance remarquable du rein pour les calculs se manifeste au mieux dans certains cas d'anurie, brusque et subite ; l'anurie est souvent le premier symptôme d'une lithiase ancienne et qui avait déjà complètement et sans symptômes transformé l'un des deux reins. N'est-il pas encore d'observation courante, de voir des malades, surtout des femmes, rendre après colique néphrétique de gros calculs rénaux, sans avoir antérieurement éprouvé de troubles du côté du rein : M. Guyon nous communiquait récemment un fait de ce genre, observé à sa consultation. Le calcul rendu par la malade était gros comme le petit doigt ; il existait sans doute dans le rein depuis longtemps, sa présence n'avait jamais déterminé la moindre réaction.

Dans une statistique récente, Bruce Clarke (1), enregistrant 24 cas de pierres rénales relevés à St-Bartholomew's hospital en 11 années, a trouvé 13 calculs latents ; la série a été sans doute exceptionnelle. et la proportion exagérée. Comme le fait remarquer M. Le Dentu, il est rare qu'à un moment quelconque, quelque trouble passager, quelque douleur irradiée et subite ne trahisse en l'indiquant un état anormal ; les chirurgiens habitués à voir ces malades, dans les pays, comme en Angleterre, où les calculs du rein sont beaucoup plus fréquents que chez nous, ne s'y trompent point et peuvent de bonne heure poser les bases d'un diagnostic précis. Rickmann Godlee (2) rapporte le cas d'un vieillard qui, à son lit de mort, lui disait que vingt ans auparavant Benjamin Brodie avait constaté la présence d'un calcul dans l'un de ses reins, sans que depuis il en eut éprouvé le moindre trouble. Le calcul fut trouvé à l'autopsie de la largeur du petit doigt, de petit volume. Godlee cite encore l'observation d'une malade, qui avait depuis un an une hydronéphrose calculeuse ; la ponction était faite depuis un an, et le malade n'avait, depuis, jamais éprouvé aucun symptôme.

Ces faits de rémission de longue durée permettent souvent aux malades d'oublier les troubles rénaux antérieurs et au calcul de passer inaperçu.

(1) Bruce Clarke. *Surgery of the Kidney.* London, 1886.
(2) Rickmann Godlee. Des calculs rénaux. *The Practitioner*, oct. 1887.

En général, trois ordres de symptômes caractérisent la présence d'un calcul dans le rein ; ce sont : 1° la *douleur ;* 2° les *phénomènes réflexes ;* 3° l'*hématurie.*

A. — Douleur. — Indépendamment de la douleur, que détermine la migration du calcul à travers l'uretère, la douleur rénale, lombaire manque rarement dans les calculs du rein. Elle est localisée au côté malade, ou irradiée de l'autre côté où vers d'autres organes. Dans l'un et l'autre cas, ses caractères, sa nature, son intensité affectent des allures spéciales.

1° *Douleur rénale, douleur localisée.* — La douleur rénale se manifeste sous forme de gêne, de pesanteur, dans la région du rein correspondant, ou bien sous forme d'élancements, de piqûres intermittentes et réveillées par les mouvements ou l'exploration.

Elle est, par son siège, à la fois *lombaire* et *profonde ;* c'est un endolorissement général de toute la région étendue de la 12e côte à la crête iliaque, avec la sensation nette d'un point douloureux plus profond (Le Dentu).

Parfois nulle ou insignifiante, elle se révèle d'autres fois par une intensité violente ; elle devient atroce, arrache des cris aux malades. Ceux-ci cherchent par les moyens, que leur suggèrent l'instinct ou l'habitude, à calmer la douleur ; la pression lente et continue de la main sur le flanc, l'inclinaison du thorax sur le côté correspondant amènent chez certains un soulagement incontestable. A la longue, le tronc subit d'une manière constante la déviation, que le malade à prise d'abord aux seuls moments des crises et les attitudes vicieuses se reproduisent.

Il est rare que la douleur soit continue ; le fait s'observe pourtant, et l'on voit des malades passer des années entières sans cesser d'éprouver des douleurs. Une malade de 28 ans, opérée par Andrews Mc Cosh (1), souffrait depuis son enfance ; elle ne se rappelait pas avoir été un seul instant sans souffrir. Mais le plus souvent, la douleur se manifeste par intermittences, par crises, que certaines conditions provoquent de préférence.

La marche, la course, l'équitation sont autant de circonstances, qui réveillent les douleurs ; il en est à ce point de vue comme pour les

(1) Andrews Mc Cosh. Nephrolithotomy. *New York med. J.*, 14 April 1888.

calculs de la vessie ; les malades souffrent plus dans les voitures mal suspendues, sur un terrain pavé ou rocailleux ; il ne manquent jamais de remarquer ce fait, lorsqu'ils sont suffisamment observateurs de leur affection, et de donner au chirurgien qui les interroge ce que M. Guyon appelle dans ses cliniques « la gamme des véhicules ». Sur le malade, dont M. Noty nous a obligeamment confié l'observation. l'équitation devenait si pénible, que le sujet, qui était gendarme à cheval, dut pour ce fait passer dans une brigade à pied.

D'autres fois, au contraire, la douleur est surtout et presque exclusivement *nocturne* ; l'interprétation de ce fait paraît difficile à donner, sa réalité n'en est pas moins incontestable. Jacobson (1) insiste sur ces paroxysmes nocturnes de la douleur, et cite à ce propos le fait d'un malade de 58 ans, souffrant depuis 30 ans de douleurs rénales, que l'opération montra causées par un calcul du rein gauche : la douleur nocturne était si intense, que le malade passait ses nuits à se promener dans son jardin.

La pression sur la région malade provoque ordinairement la douleur. La recherche du ballottement, le simple choc de l'extrémité des doigts dans l'espace costo-iliaque postérieur suffit à la réveiller. Au palper bimanuel, le rein est encore douloureux. Sur une malade que nous avons examinée et suivie pendant quelque temps à la consultation de la clinique de Necker, le rein droit calculeux était douloureux à la pression ; il suffisait à la main placée sur l'abdomen d'arriver au contact de son extrémité inférieure, augmentée de volume et abaissée, pour réveiller une douleur brusque, instantanée, qui déterminait une contraction de la paroi et faisait pour un instant obstacle à l'exploration.

Pour cette exploration, M. Le Dentu (2) conseille encore de mettre le malade dans le décubitus latéro-abdominal, sur le côté sain et un peu sur le ventre, un coussin cylindrique, placé en travers sur le lit, développe l'espace costo-iliaque. « Une main placée sur la paroi abdominale antérieure, la refoule en arrière et agit immédiatement sur le rein, tandis que les doigts de l'autre main explorent la région lombaire ».

(1) JACOBSON. Clinical remarks on the symptoms and conditions with justify nephrolithotomy. *Brit. med. Journ.*, 18 janvier 1890.

(2) LE DENTU. *Loc. cit.*, p. 158.

Comme la pression, la *percussion* permet aussi de réveiller une douleur latente ou de l'exagérer. Jordan Lloyd (1) attache une grande importance à là percussion, pour mettre en relief la sensibilité morbide du rein. Il pratique cette percussion dans la région lombaire, le patient étant debout, et dirige le doigt qui percute en haut, en avant et en dedans. Il donne un coup bref et décisif, qui provoque la douleur, lorsque le rein est le siège de calcul. D'après lui, la douleur ne manque point, s'il y a calcul ; et s'il est vrai de dire, que d'autres affections du rein, que la lithiase, sont douloureuses à la percussion, la douleur en tous cas s'y réveille moins brusque, moins vive, moins caractéristique. M. Le Dentu attribue également une grande valeur à ce signe, et recommande pour sa perception le décubitus latéro-abdominal. Jacobson (2) le recommande également ; dans un cas de calcul du rein gauche, sur un sujet de 56 ans, la percussion du côté malade donnait une douleur évidente, alors que de l'autre côté elle ne donnait rien du tout. La percussion se pratique encore et de la même façon en avant, entre l'ombilic et la neuvième côte ; mais le contact de ce côté est moins immédiat, les résultats plus incertains.

Les différentes modalités de la douleur spontanée ou provoquée ne sont en rapport ni avec le nombre ni avec le volume du calcul. Les faits mentionnés plus haut de calculs latents ont montré que des calculs de gros volume peuvent évoluer sans phénomènes sensibles de réaction rénale : par contre l'observation montre à chaque pas des exemples de petits calculs donnant lieu à d'atroces douleurs. Sur le rein que M. Moty avait enlevé, un seul et tout petit calcul coraliforme existait dans l'un des calices inférieurs du rein atrophié. Néanmoins les douleurs persistaient depuis 10 ans et étaient intolérables. Des petits graviers, dans une observation de M. Le Dentu (3) ont donné lieu à des douleurs atroces, qui conduisirent à l'intervention.

C'est l'état du rein, qui fait la différence entre les symptômes si variables d'intensité, donnés par le calcul. A l'état physiologique le rein est comme la vessie insensible au contact ; les calculs des calices et du bassinet ne manifestent leur présence par aucun signe de douleur,

(1) Jordan Lloyd. *The Practitioner*, vol. XXXIX, p. 178.

(2) Jacobson. *Loc. cit.*

(3) Le Dentu. *Bull. gén. de thérapeutique médicale et chirurgicale*, 30 octobre 1881.

quand le rein est intact, sans inflammation. Les calculs du rein, comme ceux de la vessie dans les mêmes conditions, évoluent avec un minimum de symptômes. M. Guyon (1) a, à plusieurs reprises, insisté sur ce fait, de la tolérance du rein pour les corps étrangers ; le rein dans ces conditions n'est pas douloureux spontanément, il ne l'est pas non plus à la pression. Chez les malades, qui ont des coliques néphrétiques, dont les reins contiennent plusieurs petits calculs, le rein, dans l'intervalle des crises n'est point douloureux à la pression.

Au contraire, dès que l'infection s'est produite, et avec elle l'inflammation, le rein devient aussi intolérant pour le calcul qu'il contient, que la vessie enflammée pour les corps étrangers qui l'habitent.

C'est parce qu'ils ne sont pas infectés, ou parce que l'inflammation au moins a été fort légère, que certains calculs ne donnent aucun phénomène douloureux appréciable et pendant une plus ou moins longue période de temps. Dès que l'inflammation s'établit, le bassinet, les calices sont sans cesse irrités par le calcul, dont les frottements ou le contact mettent en jeu l'hyperesthésie, et la douleur paraît. Elle est d'autant plus vive, que le calcul plus mobile est plus sujet aux déplacements, que peuvent lui imposer les changements d'attitude du corps.

Inflammation d'une part, et mobilité du calcul : telles sont les deux conditions, qui, en général, dominent la physiologie pathologique du calcul rénal, au point de vue du symptôme douleur.

Dans une observation rapportée par Morris (2) les symptômes douloureux d'un calcul rénal s'amendèrent complètement après l'opération ; le calcul était mobile, petit, libre dans le bassinet, aucune manifestation douloureuse ne fut de nouveau observée après la néphrolithotomie, et cependant on avait laissé le plus gros calcul dans la substance rénale mais il y était fixé, enchatonné et ne pouvait subir aucun déplacement.

2° *Douleurs irradiées.* — La douleur reste rarement localisée à la région rénale : elle s'irradie vers certains points de préférence à d'autres et les douleurs irradiées peuvent se manifester sans la douleur rénale.

(1) Guyon et Tuffier. Physiologie chirurgicale du rein. *Ann. des maladies gén. urin.*, 1888, p. 705.

(2) Morris. On the surgical treatment of renal calculus. *The Lancet*, t. I, 16 juin 1888, p. 1183.

Les irradiations se font vers le testicule (douleur testiculaire), vers le membre inférieur, dans la sphère des nerfs sciatiques (douleurs du talon), vers la paroi abdominale, au point de simuler la névralgie lombo-abdominale, vers l'épigastre et la région de l'estomac (gastralgie).

Il est facile de voir combien la douleur dans les calculs du rein si elle existe irradiée sans hématurie peut induire en erreur.

Ces irradiations douloureuses sont de même nature que la douleur rénale : lancinantes ou contusives, elles sont intermittentes comme elles, réveillées et calmées par les mêmes causes.

B. — Phénomènes réflexes. — A côté de la douleur localisée ou irradiée, il n'est pas rare d'observer toute une série de phénomènes, douloureux ou autres, de nature évidemment réflexe et qui par leur localisation systématique sur certains viscères ont imprimé quelquefois à l'intervention chirurgicale une direction non justifiée.

M. le professeur Guyon a depuis longtemps classé en trois groupes la série des phénomènes réflexes, qui assurent et établissent une étroite solidarité entre les diverses branches de l'appareil urinaire : ce sont les réflexes *réno-rénal*, *réno-vésical* et *vésico-rénal*. Le dernier seul n'a rien à voir avec la lithiase rénale ; les deux autres, au contraire, s'observent souvent, provoqués par des calculs du rein.

1° *Réflexe réno-rénal*. — Indépendamment des cas, où une altération concomitante du rein supposé sain, se révèle par des phénomènes de douleur ou de sensibilité exagérée ; il est des calculs du rein, qui déterminent des troubles subjectifs uniquement sur le rein du côté sain; c'est là une des manifestations du réflexe réno-rénal. Knowsley Thornton (1887) dans plusieurs communications faites à la clinical Society de Londres affirme que tous les signes de la présence d'un calcul dans le rein peuvent être causés par une pierre siégeant dans le rein opposé. Il mentionne à ce propos le cas d'une jeune fille, chez qui deux praticiens distingués d'Angleterre avaient diagnostiqué un calcul du rein droit ; Thornton constata par l'incision abdominale la présence du calcul dans le rein gauche. Il l'enleva ultérieurement par la voie lombaire ; depuis lors, à part une légère crise, les douleurs ont été totalement supprimées par l'opération : elles n'ont pas reparu, et Thornton en conclut, que les douleurs à droite étaient la conséquence réflexe du calcul du rein gauche. La conclusion est peut-être exagérée ; il faudrait connaître plus exactement l'état du rein droit pour que la conviction soit entière.

Le réflexe réno-rénal, nous l'avons observé souvent dans des cas d'affections calculeuses ou autres des reins. Plusieurs fois M. Guyon fut frappé en examinant par le palper bimanuel le rein de ses malades de voir le patient manifester subitement une douleur du côté opposé. Plusieurs fois, il nous a fait témoin de ce fait curieux : et spécialement sur un malade de 37 ans, atteint de pyélite calculeuse à droite, et chez lequel la pression du rein droit déterminait avec une douleur localisée une douleur de même sens du côté opposé. Sans doute le rein gauche était pour son compte malade ; mais la douleur s'y réveillait à l'occasion de la douleur provoquée de l'autre côté. Ces exemples du réflexe réno-rénal ne sont pas spéciaux aux calculs du rein ; nous l'avons retrouvé, dans les pyélites simples, et dans le rein mobile. Pour ce qui concerne les calculs, le fait est d'une grande importance, puisqu'il peut induire en erreur le chirurgien, et le conduire à inciser un rein sain, comme cela est arrivé à Godlee (1). D'autre-part, Morris (2) fait remarquer que la constatation de ces troubles sympathiques et réflexes sur le rein congénère ne doit pas indiquer nécessairement une altération organique de ce dernier, ni établir une contre-indication à l'intervention chirurgicale.

2° *Réflexe réno-urétéral et réno-vésical.*—La douleur se manifeste parfois sous forme de colique néphrétique, avec irradiation sur le trajet de l'uretère, alors qu'il n'existe dans la cavité de ce conduit aucun gravier en migration ; c'est bien une douleur réflexe, c'est le réflexe réno-urétéral. Il se manifeste dans certains cas où le calcul rénal est engagé dans le bassinet, à l'origine de l'uretère ; il donne tout l'aspect de la colique néphrétique, mais aucun calcul, aucun gravier n'est expulsé après la crise ; il en était ainsi sur un malade, dont Guillet (3) a présenté l'intéressante observation à la Société anatomique en 1887. Dans une de nos observations, le malade avait eu pendant dix ans des crises ressemblant de tous points à des coliques néphrétiques, et jamais, à aucun moment, il ne s'était aperçu de l'émission d'un petit gravier par l'urèthre.

(1) RICKMANN GODLEE. *Loc. cit.*
(2) MORRIS. *Brit. med. J.*, fév., 1885, p. 311 et *Loc. cit.*
(3) GUILLET. *Bull. Soc. anat.*, p. 839, 1887.

Les signesvésicaux, ou à manifestation vésicale prédominante s'observent parfois, sous l'influence d'un calcul rénal ; c'est alors le *réflexe réno-vésical.* La fréquence de la miction, la douleur faciale sont parfois les seuls phénomènes présentés par les malades, au point que tout fait croire à une affection de la vessie. Ces troubles de la miction s'observant en dehors de la colique néphrétique, où ils sont d'observation vulgaire et constante, ne peuvent être dus en l'absence de toute lésion de la vessie qu'à un réflexe parti du rein et aboutissant à la vessie.

Il y a longtemps que Morgagni a observé un malade « qui se plaignait d'une douleur très légère dans la région rénale, pendant qu'il épouvait dans la vessie une douleur si déchirante, que cinq ou six médecins qui le soignaient n'eurent pas le moindre doute que la maladie ne siégeât dans cet organe. A l'autopsie cependant, on n'y trouva pas la moindre altération, mais il y avait dans les reins des calculs volumineux et ramifiés ». Valsalva, cité par Morgagni, avait aussi reconnu que les calculs rénaux pouvaient faire croire à une maladie de la vessie. Un malade observé par Brodie avait des signes très nets de névralgie vésicale : le besoin d'uriner était continuel, et il existait à la région pubienne et au col de la vessie une douleur déchirante qui survenait aussitôt après l'émission des urines. Le malade mourut subitement d'une affection intercurrente ; dans le rein gauche, seul malade, on trouvait dans une poche, indépendante des calices, et du bassinet deux calculs.

Ces faits de névralgies vésicales, comme conséquences de calculs du rein, ne sont pas exceptionnels, et Hartmann, à qui nous empruntions les quelques lignes qui précèdent, a rassemblé dans une intéressante monographie de nombreux cas de névralgies réflexes.

Deux observations particulièrement intéressantes à ce point de vue nous ont été communiquées par notre maître, M. Guyon ; la seconde surtout est remarquable par la ténacité persistante des signes vésicaux, qui ne disparurent qu'après l'expulsion du calcul rénal, à la suite d'une violente colique néphrétique.

OBS. IV (INÉDITE). — *Lithiase rénale. — Coliques néphrétiques à début vésical. — Névralgie vésicale persistante.* — M. Ch... souffre de la gravelle depuis deux ou trois ans, mais sans accidents sérieux. Depuis quelque temps cependant, à de certains moments, surtout vers la fin de la journée, les mictions se terminent par une sensation de légère cuisson au col de la vessie et une émission de gravelle pure, comme de la sauce tomate.

Le 2 mai 1890, le malade a eu une première attaque de coliques néphrétiques, annoncée par une douleur très violente au col de la vessie. Les urines étaient sanguinolentes : la nuit, les envies d'uriner étaient très fréquentes. Le lendemain matin seulement, apparurent les douleurs rénales. Après une souffrance de 5 heures de durée, le malade rendit un petit calcul, et les douleurs cessèrent.

Une seconde attaque eut lieu le 25 août avec les mêmes caractères que la première ; elle fut suivie de l'expulsion d'un gravier.

Le 24 septembre, le malade est pris brusquement dans la soirée d'une envie d'uriner intense : après une miction très abondante, il éprouve une cuisson persistante dans la vessie. Dans la nuit, il urine 25 ou 30 fois ; le sommeil est impossible. Pendant 8 à 10 jours, persiste avec la fréquence excessive des mictions, une douleur fixe au côté gauche de la vessie. En même temps, il ressent des douleurs au périnée, dans le scrotum, et jusqu'à l'extrémité de la verge. Cependant, la marche, les courses en voiture n'exagèrent pas la douleur.

C'est dans cet état que M. Guyon fut appelé à consulter le malade : l'examen de la vessie et de la portion inférieure de l'appareil urinaire resta absolument négatif.

OBS. V. (INÉDITE). — *Petit calcul du rein gauche. — Douleurs vésicales, avec fréquence des mictions persistant pendant deux ans, jusqu'à l'émission du calcul.* — Le Dr X..., 50 ans, éprouvait depuis six mois de fréquentes envies d'uriner : une sensation désagréable l'avertissait du besoin d'uriner, une autre sensation désagréable suivait la miction.

Le 15 avril 1889, il éprouva dans une nuit des douleurs dans la verge, avec ténesme et envies fréquentes d'uriner. L'accès dura 3 heures.

Trois jours après, après une bonne nuit, la miction du matin fut suivie de fréquentes envies d'uriner, de douleurs vives, qui après avoir débuté à l'extrémité de la verge remontaient le long du canal vers le col de la vessie.

Trois jours après, une nouvelle crise se produit encore, semblable à la première, mais plus douloureuse encore, et cette fois avec irradiation le long de l'uretère gauche jusqu'au rein gauche, où il éprouvait des douleurs atroces. Au bout de 24 heures, la crise cessa d'elle-même.

A la suite de ces trois crises successives, la situation redevint ce qu'elle était auparavant : envies d'uriner toutes les quatre heures, avec sensations désagréables avant et surtout après la miction.

M. Guyon vit le malade à cette époque, lui déclara que les crises qu'il avait eues n'étaient que rien moins que des coliques néphrétiques, et formula un traitement en conséquence.

Le Dr X..., douta, parce qu'il n'avait jamais rendu de graviers ; il suivit néanmoins le traitement formulé ; malgré cela, l'état resta le même. De temps en temps une crise supportable pendant laquelle la douleur remontait toujours vers le rein gauche venait s'ajouter aux troubles vésicaux, habituellement éprouvés par le malade.

Au mois d'août dernier, la situation devint intolérable : le Dr X... croit avoir un calcul vésical. Une exploration de M. Guyon resta négative.

Malgré cela, les mêmes douleurs vésicales avec irradiation à tout le côté gauche persistèrent.

Enfin, le 9 novembre, après avoir eu pendant toute la matinée des douleurs sourdes de vessie, qui étaient souvent le prélude d'une crise, le malade eut dans l'après midi une crise vésicale et rénale assez forte, qui se calma dans la soirée, vers dix heures. La nuit fut bonne ; la première miction du lendemain ne fut précédée, ni suivie de douleurs : vers dix heures du matin, il urinait dans la rue, lorsqu'il sentit un léger arrêt du jet de l'urine, et une sensation légère de déchirure sous la glande. Il venait d'expulser un petit gravier.

Depuis lors, la guérison est complète : le malade urine 3 à 4 fois par jour ; il n'a plus de sensations douloureuses.

Les chirurgiens anglais qui voient plus de calculeux que nous ont tous observé des cas de ce genre. Lloyd (1) raconte qu'il opéra un jour un malade de 30 ans, qui depuis de nombreuses années ne souffrait que de la vessie : les chirurgiens les plus autorisés de l'Angleterre avaient à plusieurs reprises diagnostiqué un calcul vésical : et sans une crise de colique rénale survenue dans les derniers temps, la taille eut été faite sur la vessie plutôt que sur le rein. Dix-huit mois après l'opération, le malade était encore aussi bien que possible.

C'est par la douleur qu'ils provoquent que les calculs deviennent le point de départ du réflexe en question. Cette circonstance démontre qu'il s'agit bien là d'un réflexe ; qu'il ne s'agit point du contact avec la vessie du pus, du sang, ou d'une urine chargée d'un excès d'urique comme on l'a dit. Dans ce cas, on devrait observer ces troubles de la miction lorsque le rein décharge vers la vessie une urine purulente ou sanguinolente. Il n'en est rien ; tous ces troubles se rattachent à une irritation nerveuse d'ordre réflexe, dont le bassinet, plutôt que les calices, plutôt que le rein semble être le point de départ.

3° *De quelques autres phénomènes réflexes.* — Dans quelques observations, il est fait mention de quelques troubles du côté de l'appareil digestif, qu'il est difficile de rattacher à une influence autre que réflexe.

Les *vomissements* sont de ce nombre. Ils se manifestent parfois dans la seule influence du calcul rénal, indépendamment de la cache-

(1) In *Practitioner*, 1887.

xie, qui annonce ou caractérise l'urémie finale, indépendamment des coliques néphrétiques. L'état nauséeux est encore plus fréquent.

Les *coliques intestinales* sont également signalées, parfois comme seul symptôme d'un calcul jusqu'alors latent. Godlee insiste sur ce fait ; les calculs rénaux comme les calculs biliaires provoquent parfois ces accidents intestinaux, au point de faire croire, si l'on n'est prévenu, à une affection du tube digestif. Il cite à ce propos l'observation intéressante d'un malade, qui, pendant longtemps, présenta tous les symptômes d'une *typhlite ;* pendant dix ans, le malade avait été soigné pour une typhlite à rechutes, sans fièvre, provoquée par l'exposition au froid, les écarts de régime, les efforts pénibles et prolongés. La douleur s'irradiait de la région lombaire vers la fosse iliaque et le cæcum. Il y avait, en même temps, nausées et constipation. Pendant toute cette période de temps, aucun symptôme attribuable au rein ne s'était manifesté, à part une légère coloration brune de l'urine survenue après un violent exercice à la suite d'une colique néphrétique avec expulsion d'un calcul, tous les symptômes de la prétendue typhlite disparurent pour ne plus revenir.

Le même malade avait une *névralgie* sus-orbitaire droite, rebelle à tout traitement et qui cessa avec la colique néphrétique.

C. — Hématurie. — L'hématurie est un symptôme presque constant dans le cours de l'affection calculeuse ; il est exceptionnel de rencontrer des calculs, qui n'aient pas, à un moment quelconque de leur évolution, provoqué l'hématurie.

Elle se produit dans deux conditions différentes : en dehors des crises de colique néphrétique et à l'occasion de ces crises.

Les *caractères* de l'urine hématurique ne présentent rien de spécial à l'affection calculeuse. C'est la même coloration noire, rouge, ou simplement foncée des urines : parfois même, la quantité du sang est si minime que le microscope est seul capable de révéler dans les urines la présence des éléments figurés, des globules.

En général, l'hématurie des calculeux est légère et peu durable : exceptionnellement elle est abondante et tenace. Elle est légère, et bien différente en cela de l'hématurie des néoplasmes : elle n'anémie point les malades, et n'influence nullement l'état général. Parfois cependant, elle présente une intensité remarquable. Un malade, observé par M. Guyon avait des hématuries, tellement énormes, que l'on pouvait presque croire à un néoplasme; l'hématurie cessa complètement après l'expulsion de quelques petits calculs. Dans une observation de Guillet, on trouve noté le même fait : et sur un malade que nous avons observé à la clinique de Necker (obs III) l'hématurie dans les derniers jours de la vie n'a pas cessé de colorer en noir la totalité des urines.

Ces faits, pour exceptionnels qu'ils soient, ne prouvent pas moins que rien dans l'aspect, la coloration des urines n'est caractéristique et spécial à la lithiase.

Les *éléments* contenus dans l'urine n'ont pas plus de valeur. On sait que dans certaines hématuries rénales, on rencontre dans l'urine, des caillots allongés, moulés sur l'uretère et des cylindres hématiques. Les moulages de l'uretère s'observent parfois au cours de l'hématurie calculeuse. M. Le Dentu en rapporte quelques exemples, nous-même avons vu un caillot allongé rendu avec les urines au cours d'une colique néphrétique. Ces caillots, outre qu'ils ont peu de valeur en général ne sont dans la lithiase qu'une exception.

Les cylindres hématiques se présentent au microscope sous forme de piles de globules rouges, agglomérées par un coagulum de fibrine et moulées sur les tubes urinifères dont elles ont gardé la forme. Ces cylindres, lorsqu'ils se rencontrent, sont caractéristiques de l'origine rénale de l'hémorrhagie ; je ne sache pas qu'ils aient été signalés dans la lithiase, leur présence, en tous cas, ne serait d'aucune valeur.

Seules, les *circonstances* qui accompagnent ou déterminent la production de l'hématurie chez les calculeux impriment à ce syndrome un cachet spécial.

1° *Dans l'intervalle des crises.* — L'hématurie des calculeux est provoquée : la marche, la fatigue, les mouvements violents ou exagérés, les efforts, l'équitation, les promenades en voiture, toutes les causes, qui réveillent la douleur, contribuent aussi à provoquer l'hématurie. Les explorations de la région malade agissent parfois dans le même sens.

Rayer insiste encore sur le retour des hématuries après les repas, pendant la période digestive : ce qui tendrait à démontrer le rôle de la congestion rénale dans la pathogénie de ces hématuries, à côté des influences mécaniques, qui prédominent.

Provoquée, l'hématurie des calculeux est forcément intermittente, comme les causes, qui la déterminent ; elle cesse pendant quelques jours, quolques mois, quelquefois même des années ; elle ne se reproduit qu'à certains moments, sous certaines influences, que les malades arrivent bien vite à connaître, et à éviter.

Parfois, cependant, la cause qui provoque l'hématurie est si légère, qu'elle passe inaperçue et l'hématurie paraît spontanée. Hartmann nous a communiqué le cas d'un enfant immobilisé depuis un certain temps dans son lit par un appareil. L'enfant fut pris un jour subitement d'une hématurie, que rien ne faisait prévoir. On pensa à une tuberculose rénale : l'enfant mourut, et à l'autopsie on trouva un calcul dans le rein droit. Ici une hématurie en qeulque sorte spontanée avait été le premier et seul symptôme d'un calcul resté jusqu'alors latent du rein.

2° *A l'occasion des crises.* — L'hématurie se produit à l'occasion des crises néphrétiques dans trois conditions : elle précède, elle accompagne ou elle suit la crise.

Avant. — L'hématurie est prémontoire : elle se produit sans cause occasionnelle, sans raison, apparaît brusque et subite, et précédant quelquefois de plusieurs jours la douleur, c'est-à-dire la crise même.

Pendant. — Les urines sont toujours teintées en rouge pendant la crise. Mais les urines sont rares, et l'hémorrhagie rarement abondante.

Après. — Pendant les quelques heures, ou les quelques jours, qui suivent la cessation des douleurs, les malades continuent encore à rendre des urines hématuriques : puis peu à peu elles deviennent claires, et tout rentre dans l'ordre.

OBS. VI (PERSONNELLE). — *Calculs du rein droit. — Douleurs rénales et hématuries répétées. — Coliques néphrétiques.* — Femme de 53 ans, se présente à la consultation de la clinique, à Necker, en février dernier. Elle souffre depuis quinze mois du rein droit. Elle n'a jamais été malade antérieurement : réglée pour la première fois à 17 ans, elle a passé depuis 6 ans et sans aucun trouble la ménopause. A 21 ans, elle a eu son premier et seul enfant : pas de fausses couches. Dans ses antécédents héréditaires, rien de particulier à mentionner. Au mois d'octobre 1888, elle a pour la première fois ressenti les atteintes de l'affection qui l'amène aujourd'hui à la consultation. Elle éprouva de violentes douleurs dans le côté droit ; c'était au moment de dîner, elle eut des nausées, des vomissements, fut obligée de se mettre au lit. Un médecin lui dit qu'elle avait des coliques hépatiques et lui fit appliquer des cataplasmes, etc. Elle put s'endormir ; le lendemain, la douleur avait disparu. Depuis ce moment jusqu'au mois d'août 1889, elle éprouva de temps à autre, tous les huit jours en moyenne, tous les quinze jours au plus, mais quelquefois plus souvent, des douleurs analogues à celles qu'elle avait éprouvées la première fois ; elles duraient deux ou trois heures, persistaient rarement un, deux ou trois jours ; un peu de repos suffisait et la souffrance s'atténuait. La malade a remarqué cependant que dès ce moment, elle urinait du sang lorsqu'elle avait des douleurs ; le soulagement se manifestait d'habitude avec la coloration hématurique des urines. Ces douleurs, que la malade ressentait dans le côté, ne se manifestaient point sous forme d'élancements ; c'était une sensation de pesanteur, de tension extrême : elle sentait elle-même une grosseur. Elle ne pouvait pendant ses crises ni marcher, ni même remuer la jambe ; elle ne vomissait point, et jamais ne ressentait de douleurs de l'autre côté.

Au mois d'août 1889, dans un bain, elle fut prise d'une douleur excessivement violente, d'intensité beaucoup plus forte que les autres fois. Elle rentra difficilement chez elle, resta couchée toute la journée avec des cataplasmes sur le ventre, vomissant tout ce qu'elle essayait de prendre.

Le lendemain tout était fini : pendant les dix jours, qui suivirent, elle but de l'eau de Contrexéville ; et souffrit beaucoup en urinant. Le 10e jour, elle rendit dans un effort un petit calcul par l'urèthre. Après cette crise, survinrent trois mois de répit. Au mois de novembre, réapparition des mêmes douleurs et avec les mêmes caractères. Elles ont toujours continué jusqu'à aujourd'hui avec des intermittences, que le repos provoque toujours. Il n'y a pas encore huit jours, elle a uriné du sang.

Elle vient à la consultation le 7 février, M. Guyon trouve le rein droit volumineux, douloureux à la pression : la malade fait un cri, dès que la main arrive au contact du rein. En arrière, la pression dans la région lombaire ne réveille aucune sensibilité. Sur le trajet de l'uretère, la pression réveille encore une douleur très vive (la dernière colique remonte à deux jours). Le rein gauche n'est pas gros, il n'est pas non plus douloureux. L'uretère cependant est trouvé un peu sensible.

Le toucher vaginal dénote une douleur assez vive dans le cul-de-sac vaginal du côté droit (région urétérale). La vessie n'est pas sensible à la pression bimanuelle. Les urines sont claires (la malade boit beaucoup d'eau de Contrexéville) sans traces de pus, ni de sang. En présence de ces douleurs subintrantes dans le rein droit, de ces crises de coliques néphrétiques répétées, M. Guyon pose le diagnostic de « calculs du rein droit » et parle de l'opportunité d'une intervention.

Il prescrit en attendant, le massage du rein droit avec des perles de térébenthine à l'intérieur, nous faisons séance tenante un massage méthodique et modéré de la région rénale : en procédant avec toutes les précautions qu'exige la douleur ressentie par la malade.

11 février. Depuis la dernière séance, la malade a eu deux hématuries dans la même journée : elle a éprouvé à deux reprises des douleurs dans le flanc droit.

Le 14. Après la dernière séance, la malade a été prise à deux heures de l'après-midi de violentes douleurs avec hématurie ; elles ont duré une heure, et sont disparues par le repos au lit. Elle a dormi toute la nuit : le lendemain elle a pu travailler sans uriner. Le 13, elle a été reprise d'hématurie le soir à six heures, en même temps que les douleurs se faisaient sentir. Elle s'est couchée ; tout s'est calmé, et l'hématurie a cessé.

Nouvelle séance de massage. Depuis, la malade n'a pas été revue.

II. — Évolution clinique et complications des calculs du rein.

Les calculs rénaux évoluent parfois pendant des années avec un minimum de symptômes ; fixés dans le rein par leur volume ou leurs connexions, ils révèlent leur présence par des douleurs, des hématuries, des phénomènes réflexes, mais tout cela est peu marqué, supportable. La santé générale n'est point troublée, et avec quelques précautions, le malade peut suffire aux occupations habituelles de sa vie. Ces cas de tolérance longue, indéfinie, sont fréquents ; notre ancien collègue, M. le Dr Boursier nous a communiqué obligeamment le cas d'un malade, qu'il a observé à plusieurs reprises à Contrexéville, et chez lequel, M. Guyon a depuis sept ans diagnostiqué un calcul rénal. Le malade souffre de temps en temps dans le rein gauche, surtout à la suite des mouvements de la marche, ou de courses en voiture : il y a dans ces conditions toujours du sang dans les urines. Malgré cela, la santé est toujours bonne, le rein n'est pas augmenté de volume.

Les malades dans ces conditions restent cependant exposés tous les jours à des complications multiples, que l'on doit grouper en trois classes.

1° Accidents de migration (colique néphrétique) ; 2° accidents d'obstruction (anurie, hydronéphrose) ; 3° accidents d'infection (pyélonéphrite, pyonéphrose, phlegmons périnéphrétiques).

1° ACCIDENTS DE MIGRATION. — COLIQUES NÉPHRÉTIQUES

On comprend sous la dénomination vague de colique néphrétique l'ensemble des phénomènes douloureux qui accompagnent la migration d'un calcul rénal à travers l'uretère. Malgré sa gravité et l'intensité de la douleur, la colique néphrétique est un accident heureux de la lithiase, puisqu'elle indique l'élimination de petits calculs, qui par un séjour prolongé dans le rein auraient augmenté leur volume. Elle intéresse le chirurgien à un double point de vue : parce qu'elle est l'indice de la lithiase rénale, elle a une grande valeur diagnostique : parce que les accidents qui la compliquent ou la suivent peuvent rapidement compromettre la vie du malade, elle doit être connue dans les diverses modalités de ses formes cliniques.

Elle est souvent précédée de prodromes, douleurs lombaires, douleurs lancinantes et irradiées, hématurie prémonitoire : d'autres fois son début est brusque. Le malade est pris subitement de douleurs, d'une douleur irradiée sur le trajet de l'uretère. La colique néphrétique une fois commencée se caractérise par des phénomènes douloureux d'intensité variable, par des troubles vésicaux, par des troubles sympathiques ou réflexes.

La *douleur* débute dans la région lombaire ; de là elle s'irradie vers le bassin, le pubis, les aines, le testicule correspondant, et le membre du même côté. Une sensation de brûlure atroce torture les malades ; les mouvements, la pression la réveillent ou l'exagèrent. D'autres fois la flexion sur le côté malade, la pression d'une main atténue la douleur et ses irradiations. Il existe en même temps du ténesme rectal et anal, des nausées, des vomissements.

La douleur irradiée dans le bas-ventre est souvent la première en date ; elle reste parfois prédominante, la douleur lombaire, rénale, reste secondaire. M. Guyon appelait notre attention sur ces formes atypiques de la colique néphrétique, à propos d'un malade qui se plaignait si peu de la région des reins, qu'il savait à peine de quel côté étaient ses coliques. Il ne se plaignait que du bas-ventre, il n'avait jamais eu que la douleur d'irradiation. C'est seulement dans les mouvements qu'il faisait, que la douleur rénale se réveillait pendant ses coliques.

Les *troubles de la miction* ne manquent jamais ; les envies d'uriner se répètent à chaque instant, le malade ne peut qu'à grand'peine et avec beaucoup de douleurs uriner quelques gouttes d'une urine rouge et sanguinolente. D'autres fois la fréquence des mictions prédomine sur la douleur qu'elles occasionnent. Dans tous les cas, il y a sinon anurie, *oligurie*.

Des *phénomènes réflexes* à distance se manifestent rapidement;

la face est pâle, couverte de sueurs, les extrémités se refroidissent, le pouls est petit, filiforme.

C'est encore à une paralysie réflexe de l'intestin, qu'il faut attribuer la *tympanite ;* l'intestin est paralysé plus ou moins au cours d'une colique néphrétique, les selles, les gaz même se suppriment, il en résulte un développement marqué de la cavité abdominale. M. Guyon nous rappelait à ce propos le cas de plusieurs malades, que notre maître avait observés en ville, et chez lesqnels le ballonnement du ventre se produit si intense à chaque attaque de colique néphrétique, que ce serait presque à croire à première vue à une occlusion intestinale.

La *fièvre* n'existe que lorsque les malades sont infectés : lors de la première ou des premières crises de colique néphrétique, les calculeux du rein restent malgré l'intensité de la douleur absolument apyrétiques, parce que leurs voies urinaires sont indemnes de toute infection. Plus tard, au contraire, chez les calculeux, infectés par cathétérisme, chaque accès de colique néphrétique détermine une nouvelle élévation de la température. Sur deux de nos malades (obs. III et obs. VI), tous deux infectés depuis longtemps, chaque colique néphrétique s'acompagnait d'une élévation de la courbe thermométrique jusqu'à 39° ou 40°. M. Guyon rappelle souvent, qu'il ne fait jamais la lithrotritie au lendemain d'une colique néphrétique : plusieurs fois dans ces conditions, il eut des accidents de fièvre, parce que les accès récents de colique néphrétique avaient chez ces malades réveillé une infection, que la lithrotritie ne pouvait qu'aggraver, si elle était trop précoce.

Obs. VII (Personnelle). — *Lithiase rénale. — Calculs vésicaux. — Coliques néphrétiques. — Accès de fièvre à chaque crise.* — M. X..., 62 ans, vient en France, au mois de juin 1890, pour consulter M. le professeur Guyon ; il a toujours habité et habite encore la Russie.

Dans ses antécédents, rien de particulier à signaler : il a eu à plusieurs reprises des attaques de rhumatisme, mais il était malgré cela resté bien jusqu'en 1874, époque à laquelle il commença à éprouver des coliques rénales. Depuis ce moment, bien qu'avec des rémittences, il a toujours été malade ; et il nous écrit lui-même le récit, que voici, de ses misères.

C'est en 1874, qu'il ressentit de temps à autre des douleurs dans les reins ; il était à ce moment directeur d'un établissement officiel important à Moscou, il travaillait beaucoup, de 7 heures du matin à minuit. En 1875, une crise fut plus violente, dura pendant 24 heures.

En 1879, il éprouve les symptômes de la pierre dans la vessie ; il est opéré de la lithotritie par Stonkovenkof : le calcul avait plus de deux centimètres de diamètre, et était composé de phosphates de chaux.

En 1885, il est soigné pour un catarrhe de la vessie : il rendait du sable de temps en temps.

Au mois de mai 1889, il eut des symptômes très accusés de cystite ; un soir, malgré un pressant besoin, il ne put uriner, il fut sondé et on retira de sa vessie avec l'urine, une quantité de petites pierres. A partir de ce moment, et pendant près de 4 mois, il n'urina qu'à l'aide de la sonde, se sondant lui-même 4 fois par jour ; deux ou trois fois par semaine, on lui faisait des lavages boriqués. Il continuait en même temps à souffrir des mêmes symptômes, que lorsqu'il avait la fièvre.

Vers le mois d'avril 1890, il ressentit tout d'un coup, en travaillant, des coliques dans les reins ; il eut, il se le rappelle nettement, un violent accès de fièvre. Il rendit à la suite trois ou quatre petites pierres du volume d'une lentille. C'est alors qu'il vint à Paris. A son arrivée à l'hôtel, le 22 juin, il fut pris encore d'une colique dans la région du rein droit, qui a persisté jusqu'au 24 juin.

Depuis le 24 juin jusqu'au 10 juillet, il a eu une série d'attaques : à chaque fois il y a eu élévation de la température : 38° au premier accès, 39° au second, trois jours après, 40° au troisième accès, le deuxième jour après le second. La dernière crise a eu lieu il y a deux jours, la température s'est élevée à 40°,2. Depuis lors la température est retombée à 38°. En dehors des coliques, les reins ne sont pas douloureux ; ni spontanément, ni à la pression. Du côté gauche, il n'a d'ailleurs jamais rien éprouvé. Il urine à présent toutes les deux heures : ses urines contiennent du sang et du pus, le jet s'arrête parfois brusquement, il rend à plusieurs reprises dans la journée des graviers et du sable. Il a probablement un calcul vésical, mais l'exploration n'a pas encore été faite.

La colique néphrétique dure deux, trois, six heures ou un jour ou deux : elle se termine brusquement par une sensation de bien-être indicible, les urines reparaissent abondantes, claires, ou seulement un peu sanguinolentes, dans les premières mictions : les jours suivants, le petit calcul est expulsé avec les urines.

Pendant la durée de la colique néphrétique, la palpation du rein et de l'uretère fournissent des indications précises sur la douleur du rein et de l'uretère. : le rein et l'uretère sont douloureux à la pression dans toute leur étendue. Au toucher rectal, on trouve la portion terminale de l'uretère correspondant également douloureux : c'est là un fait, que M. Guyon nous a fait constater très nettement sur un malade, qui se présenta à la clinique au cours d'une colique néphrétique à gauche. Dès que le doigt introduit dans le rectum arrivait au contact de la corne gauche de la prostate, le malade faisait un mouvement de retrait, accusait une douleur. Le même contact exercé avec pression du côté droit ne révélait aucune sensibilité : enfin dans la portion intermédiaire, c'est-à-dire au bas-fond vésical, il y avait aussi à la pression une sensibilité exagérée, presqu'une douleur. Toute la portion de la vessie, qui confine à l'embouchure de l'uretère correspondant était donc hyperesthésiée, et douloureuse en partie. On pourrait se demander, si plutôt que d'une action réflexe, il ne s'agit pas d'une irritation par propagation.

Après une colique néphrétique terminée, le rein est le premier à perdre sa sensibilité : l'uretère reste encore longtemps douloureux à la palpation, alors que le rein ne manifeste plus aucun signe de réaction. C'est la portion terminale de l'uretère, qui conserve la dernière sa sensibilite exagérée : sur un malade, qui avait fini depuis trois jours une colique néphrétique avérée, le palper abdominal ne témoignait de rien d'anormal du côté du rein ni de l'uretère : au toucher rectal seulement, on trouvait encore un point douloureux sur l'uretère correspondant, au niveau de son embouchure à la vessie.

La colique néphrétique, le phénomène douleur, n'est pas la manifestation indispensable de l'engagement et de la migration d'un calcul dans l'uretère : les formes frustes sont bien connues, et la suppression brusque immédiate, de toute urine est parfois la première et seule manifestation d'un calcul obstruant l'uretère.

La colique néphrétique ne se termine pas toujours par l'arrivée du calcul à la vessie : celui-ci s'arrête parfois dans la longueur de l'uretère, à son extrémité supérieure, à son extrémité inférieure ou vésicale, et très exceptionnellement dans un point intermédiaire, c'est-à-dire à la hauteur du détroit supérieur.

Lors de l'arrêt du calcul, les douleurs de la colique néphrétique persistent atténuées, elles finissent même par disparaître en tant que douleurs caractéristiques. Il persiste un endolorissement non localisé dans toute la région correspondante de l'abdomen. Des accidents d'obstruction apparaissent en même temps, et la difficulté devient d'autant plus grande pour le chirurgien, que la diffusion ou l'atténuation de la douleur permet rarement de préciser le point où le calcul s'est arrêté. Des signes trompeurs peuvent même parfois contribuer à l'égarer : dans un fait publié récemment par Twynam, il y avait douleur à gauche, alors que dans l'*uretère droit* un calcul s'était arrêté à une distance de cinq centimètres de la vessie. Les signes fonctionnels et plus particulièrement le symptôme douleur ne sont donc pas caractéristiques du point exact où le calcul s'est arrêté : c'est à une exploration attentive, méthodique que dans ces cas le chirurgien doit avoir recours. Et encore est-il souvent difficile de retrouver un point douloureux localisé. Les observations ne sont pas toujours sur ce point d'accord avec ce qu'en dit le Dr Patezon (1), de Vittel, qui a trouvé toujours la persistance d'un point doulou eux au siège d'arrêt d'un gravier rénal dans l'uretère.

2° ACCIDENTS D'OBSTRUCTION

Arrêté dans l'uretère par l'excès de son volume ou le rétrécissement du canal, le calcul rénal en migration détermine une obstruction plus ou moins complète du calibre de l'uretère.

La dilatation des voies supérieures est la conséquence de l'obstruction : elle se caractérise par l'apparition d'une tumeur lombaire ; il se fait une *hydronéphrose*. Toutefois si dans certaines conditions, le rein opposé se trouvant altéré antérieurement et supprimé au point de vue fonctionnel, la sécrétion urinaire se supprime, il y a *anurie*, et bientôt insuffisance rénale.

A. ANURIE CALCULEUSE. — Anurie n'est pas *oligurie* ; on observe pendant la colique néphrétique une diminution considérable de la sécrétion urinaire, dont la cause est un réflexe agissant sur les vasoconstricteurs du rein sain. Mais cette oligurie n'a que la durée de la colique néphrétique : elle cesse avec elle, et bien qu'elle soit parfois le premier degré de l'anurie, il y a cependant lieu d'établir entre ces deux syndromes la distinction qui les sépare.

L'*anurie* est la suppression de la sécrétion urinaire ; elle est complète ou incomplète. Dans le premier cas, la suppression est totale, absolue, le malade ne rend pas une seule goutte d'urine et la mort surviendra sans qu'on trouve dans la vessie plus d'une cuillerée ou deux d'un liquide sanguinolent. Incomplète, elle est intermittente ; procédant par des crises que séparent des débâcles insuffisantes pour

1 PATEZON. De l'arrêt des graviers rénaux dans l'uretère. *Revue d'hydrologie*, 1884.

satisfaire à l'excrétion de l'urée accumulée, suffisantes pour retarder de quelques jours la terminaison fatale.

Les travaux récents de Lécorché (1), de Charcot (2), de Tennesson (3) ont appelé l'attention des médecins sur cette complication grave de la lithiase rénale. L'excellente thèse de Merklen (4) résume l'ensemble de nos connaissances sur ce sujet. Depuis quelques années, l'anurie calculeuse est entrée dans le domaine de la chirurgie, depuis que Mollière (5), de Lyon, Lucas-Championnière (6), en France, et à l'étranger Lange, Bardenheuer, Israël, Parker, Girkham, Ralfe et Godlee, Twynann et dernièrement M. le Dentu ont pratiqué des opérations diverses, dont la seule indication était l'anurie, et le but un obstacle urétéral à lever, ou une fistule lombaire à créer.

a) *Évolution clinique de l'anurie.* — L'anurie débute souvent d'une façon insidieuse : à la suite de douleurs sourdes, continues dans la région lombaire ou dans le cours d'une attaque franchement caractérisée de colique néphrétique, les urines deviennent plus rares, puis se suppriment, quelquefois après une courte phase de polyurie. Ou bien elle s'établit brusquement, sans être précédée de douleurs : le patient est étonné de ne plus éprouver le besoin d'uriner, et malgré les efforts qu'il tente pour chercher à vider sa vessie, il n'évacue rien ou presque rien.

La première période, dite de *tolérance*, est établie ; les douleurs, si elles ont existé se suppriment ou s'atténuent, le malade se trouve bien, un calme trompeur succède à l'irritation et aux souffrances du début.

L'anurie est rarement absolue : quelques gouttes d'urine, tout au plus un verre sont émises dans les vingt-quatre heures : c'est une urine pâle, limpide, de faible densité, pauvre en urée, en sels et en matière colorante. On voit parfois se former dans le flanc une tumeur, une hydronéphrose calculeuse.

Au bout de cinq, six, huit, dix jours, ou plus, quand l'anurie n'a pas été absolue, survient la période *d'intoxication* ; c'est l'urémie,

(1) Lécorché. *Maladies des reins*, 1873.
(2) Charcot. *Leçons sur les maladies du système nerveux*, t. I, p. 283.
(3) Tennesson. Note sur l'anurie calculeuse. *Bull. de la Soc. méd. des hôp.*, 1879
(4) Merklen. *Étude sur l'anurie.* Th. Paris, 1881.
(5) Mollière. *Lyon médical*, 15 fév. 1885.
(6) Lucas-Championnière. In Th. Brodeur, p. 352.

la mort survient dans les couvulsions ou dans le coma. D'autres fois c'est la mort brusque, subite en pleine connaissance.

Dans les cas heureux, à la période de tolérance fait suite une débâcle : l'obstruction calculeuse se déplace, une polyurie abondante se produit, et le calcul est éliminé les jours suivants avec les urines.

Telle est l'anurie : voyons maintenant quel en est le pronostic, quelles sont ses causes et les conditions de sa production.

b) *Pronostic de l'anurie.* — Abandonnée à elle-même, l'anurie calculeuse détermine la mort à une époque qui varie avec le degré de l'obstruction et la tolérance du malade.

Les cas de guérison spontanée s'observent cependant ; sur 56 faits d'anurie, la guérison est survenue spontanément 16 fois (28,5 0/0) : dans ces 56 faits ne sont comptés ni les cas d'anurie survenus après une intervention chirurgicale sur le rein, ni ceux que les chirurgiens ont traités par une opération.

La guérison spontanée est survenue :

1	fois au	3ᵉ	jour	1	fois au	13ᵉ	jour
2	—	5	—	1	—	15	—
3	—	8	—	1	—	20	—
3	—	9	—	2 à une date indéterminée.			
2	—	10	—				

Dans un cas, celui de Picard, une première attaque d'anurie guérit : la seconde fut fatale.

Dans 40 cas, la mort a été la terminaison naturelle. La mortalité de l'anurie est donc de 71,5 0/0.

La mort est survenue :

1	fois au	4ᵉ	jour	2	fois au	13ᵉ	jour
3	—	5	—	2	—	15	—
2	—	6	—	1	—	16	—
1	—	7	—	1	—	18	—
3	—	8	—	2	—	20	—
2	—	9	—	1	—	22	—
5	—	10	—	1	—	23	—
1	—	11	—	1	—	25	—
2	—	12	—	9 à une date indéterminée.			

En général, la mort survient donc avant le dixième jour, au delà, la survie est une exception à moins que l'anurie ne soit incomplète.

c) *Des conditions qui déterminent l'anurie.* — « L'anurie calculeuse, dit Merklen, est ordinairement le résultat de l'occlusion récente d'un uretère par un calcul, alors que depuis un temps plus ou moins long, l'autre rein a cessé de fonctionner, soit par suite d'une oblitération persistante de même nature, soit par une altération profonde de sa structure. A l'autopsie, on constate l'atrophie de ce rein avec ou sans hydronéphrose, conséquence d'un obstacle définitif, remontant à l'époque des accidents primitifs. »

M. Le Dentu (p. 171) classe de la façon suivante les lésions anatomo-pathologiques, qui produisent l'anurie : 1° absence congénitale du rein du côté opposé à l'obstruction ; 2° sa dégénérescence occasionnée par des affections diverses ; 3° ou l'obstruction simultanée des deux uretères. Et Pousson (1) adopte la même classification. L'anurie surviendrait aussi par réflexe inhibitoire sur un rein sain.

L'analyse des observations va nous permettre de savoir dans quel degré de fréquence chacune de ces conditions différentes est appelée à intervenir.

Des 40 faits auxquels nous faisions allusion, 10 sont à retrancher faute d'autopsie ; les autres se répartissent comme suit :

Dans 23 cas, on trouve une oblitération récente d'un uretère.

Dans 7 cas, on trouve dans le bassinet un ou plusieurs calculs mobiles et susceptibles de s'appliquer sur l'orifice des uretères.

La première conclusion qui se dégage de ces faits, c'est que l'oblitération urétérale n'est pas la condition indispensable de l'anurie : celle-ci se produit, on le voit, avec les calculs restant dans le bassinet, mais sans oblitération urétérale, en un mot sans obstacle mécanique, absolu.

L'état de l'autre rein a été trouvé le suivant :

Absence..................................	3 fois.
Atrophie ou autre altération non calculeuse...	6
Lésions calculeuses diverses.................	14
Oblitération de l'autre uretère..............	6
Le rein était sain..........................	1

(1) Pousson. *Journ. méd. Bordeaux*, 1889, p. 477.

Il y a donc toujours eu, sauf une fois, altération prédominante, ancienne de l'autre rein : mais ce rein, malgré ses lésions prenait part dans un certain nombre de cas à la dépuration urinaire avant l'anurie. Pour que celle-ci se soit produite, il faut bien invoquer un réflexe inhibitoire, parti du rein devenu principal et récemment aggravé dans ses lésions ou oblitéré dans les voies d'excrétion, réflexe s'exerçant sur l'autre rein, pour supprimer le reste de ses fonctions.

Ce réflexe, toutefois, ne se produit jamais sur un rein absolument sain : toujours il s'agit d'un rein déjà malade, atrophié ou calculeux, les altérations prédisposent à la manifestation du réflexe réno ou urétéro-rénal. Dans un seul fait, celui de Godlee, on trouve un rein sain ; mais il y est pourtant noté une légère prolifération conjonctive, et cela suffit pour le regarder comme altéré. Il n'est que deux faits d'anurie mortelle avec intégrité absolue de l'autre rein. Ce sont ceux de Bourgeois (1) et de Nepveu, et encore dans l'un d'eux s'agissait-il d'une anurie traumatique.

En somme, l'anurie nécessite pour sa production trois facteurs, indépendamment des cas rares, où une oblitération simultanée s'établit sur les deux uretères :

1° Une altération ancienne de l'un des reins, ayant amené la suppression ou la diminution de son fonctionnement.

2° Une lésion récente ou récemment aggravée du rein principal, lésion mécanique le plus souvent.

3° Un réflexe d'inhibition, amenant la suppression complète du congénère, lorsque celle-ci n'était que partielle auparavant.

Le troisième facteur reste sous la dépendance du deuxième ; contre la lésion ancienne la thérapeutique reste impuissante ; contre la lésion récente ou récemment aggravée, le chirurgien peut et doit intervenir en levant l'obstacle ou en créant une voie artificielle d'élimination.

Quel est le point, où l'obstacle se rencontrera dans l'uretère ?

Sur les 23 cas mentionnés d'oblitération urétérale, le calcul siégeait à son extrémité supérieure 13 fois ; 6 fois à son extrémité vésicale. et 4 fois en son milieu.

En ajoutant aux 13 fois, où le calcul s'était arrêté en haut, les 7 cas

(1) Guyon et Tuffier. *Ann. des mal. génit.-urin.*, 1888.

où le calcul était resté dans le bassinet, on trouve que 20 fois sur 30, c'est-à-dire dans une proportion des deux tiers, le chirurgien aurait chance de trouver l'obstacle par l'incision lombaire, au cas, bien entendu, où les signes de localisation ne seraient pas assez vagues pour permettre d'agir autrement qu'en se basant sur de simples probabilités.

B. Hydronéphrose. — Pendant l'anurie, alors que celle-ci est de longue durée, on voit parfois se développer dans le flanc une tumeur plus ou moins volumineuse avec les caractères de l'hydronéphrose. Mais on l'observe encore, et mieux caractérisée, en dehors de l'anurie.

L'hydronéphrose est ordinairement précédée de douleurs dans la région rénale, de coliques néphrétiques franches ou d'hématuries. Dans tous les cas, ces différents prodromes s'atténuent ou disparaissent, alors que l'hydronéphrose se montre sous la forme d'une tumeur rénale.

Une fois constituée, l'hydronéphrose calculeuse se présente sous la forme d'une tumeur tendue, fluctuante, indolente, sans phénomènes d'inflammation. Double, l'hydronéphrose entraînerait rapidement la mort par anurie. Unilatérale, elle peut persister longtemps ; le plus souvent, elle s'évacue ou se transforme.

Elle disparaît spontanément à la suite d'une crise douloureuse, une débâcle survient : une quantité de liquide urinaire plus ou moins considérable est évacuée dans un temps très court ; et la tumeur disparaît pour tout à fait ou pour se reproduire à nouveau. C'est alors une variété d'hydronéphrose *intermittente.*

L'hydronéphrose calculeuse intermittente est due vraisemblablement à l'engagement dans l'uretère d'un calcul susceptible de se déplacer. M. Lancereaux (1) dans une clinique sur la lithiase rénale et ses complications la signale comme un accident fréquent, et rappelle cinq observations, où l'intermittence d'une tumeur lombaire fut nettement constatée, la tumeur alternant avec les débâcles urinaires. Plus récemment Rockwell (2) a publié un fait intéressant d'hydronéphrose à répétition, provoquée par la présence dans l'uretère d'un petit

(1) Lancereaux. *Union médicale,* 1888, 5 juin.

(2) Rockwell. Calcul rénal et hydronéphrose. Incision lombaire ; passage final de la concrétion par l'urèthre. *New York med. J.*, 17 novembre 1888.

calcul, qui finît par s'évacuer par l'urèthre. Mais ce fait ne mérite pas à vrai dire le nom d'hydronéphrose ; dans le liquide urinaire des débâcles, on a noté la présence d'un peu de pus, en très petite quantité. C'était une hydronéphrose en voie de transformation : l'infection s'était établie ; il en est ainsi dans la plupart des observations, et nous ne pouvons insister sur les signes de l'hydronéphrose calculeuse, qui n'existe qu'à une période transitoire et se transforme rapidement en pyonéphrose.

Obs. VIII (résumée). — *Hydronéphrose calculeuse du rein gauche. — Calcul urique dans l'uretère.* — D'Antona. *Gazzetta degli ospitali*, mars 1890 et *Union médicale*, 7 juin 1890. — Jusqu'en 1886, le malade qui fait l'objet de cette note a été bien portant ; pendant la guerre de cette époque, il éprouva un jour, en gravissant une colline, une vive douleur et le besoin impérieux d'uriner ; il rendit aussitôt du sang en abondance. Peu à peu, les urines redevinrent normales, mais il resta une douleur permanente dans le flanc et les lombes du côté gauche. Enfin deux mois après, le patient constata l'évolution progressive d'une tumeur grosse comme le poing dans ladite région, tumeur qui depuis lors a toujours progressé. L'urine, d'une densité de 1022, ne contient pas d'albuminurie, ni de muco-pus ; pas de sucre. On trouve dans la moitié gauche de l'abdomen, plus volumineuse que la droite, une tumeur bosselée qui se dessine nettement sous l'hypochondre gauche, affectant la forme exagérée du rein. La palpation, la percussion confirme cette première impression. Il n'y avait aucun trouble général, l'idée de suppuration, de développement de tumeur maligne, etc., devait donc s'exclure. En remontant au début brusque de la maladie survenue 24 ans auparavant, et à l'apparition peu de temps après d'une grosseur dans la région rénale, on pouvait admettre que l'hydronéphrose était causée par un calcul oblitérant l'orifice supérieur de l'uretère.

Opération, pratiquée le 13 mars 1890, par la méthode de l'auteur, dite abdomino-extra-péritonéale. Incision à quelques centimètres au-dessous du bord cartilagineux de la 8e côte, jusqu'à environ 3 cent. en dehors du ligament de Poupart : le péritoine incisé, le chirurgien dissèque la surface antérieure de la tumeur, en fait la ponction, lie l'uretère, enfin, on peut extirper cette masse après avoir surmonté de véritables difficultés opératoires.

L'examen de la pièce anatomique confirme le diagnostic : hydronéphrose et calcul volumineux de la forme et de l'apparence d'une datte avec prolongement correspondant à l'uretère, qui était obstrué. Guérison.

3° accidents d'infection

L'infection des voies urinaires et du rein précède ou suit le développement des calculs du rein : lorsque les calculs sont secondaires, ils sont masqués dans leur développement par le cortège symptomatique d'une urétéro-pyélite avec rétention de vieille date ; le calcul devient quantité négligeable en présence des lésions graves déjà produites, il ne caractérise sa présence par aucun phénomène nouveau, et nous verrons au diagnostic, qu'il n'est guère facile de reconnaître en clinique une pyonéphrose secondairement calculeuse.

Lorsqu'au contraire le calcul est primitif, il a manifesté sa présence par quelques-uns des symptômes étudiés, lorsque survient dans le bassinet une inflammation, qui ajoute à la lithiase primitive ses signes propres. Ceux-ci s'ajoutent aux signes du calcul, mais sans beaucoup les modifier.

La *douleur* rénale avec ses irradiations diverses prend un caractère d'intensité beaucoup plus marqué, dans la pyélite calculeuse, lorsque le bassinet est hyperesthésié. Les faits de calcul à grande douleur, à douleur intolérable sont presque tous des cas de pyélite calculeuse.

La douleur provoquée par l'exploration n'est pas moins vive ; souvent elle manque dans le rein calculeux sans infection, elle devient constante dans la pyélite calculeuse.

Mais les modifications des urines, la présence du pus sous forme de dépôts au fond du vase reste encore le signe fondamental de la pyélite. Intermittente, tenace, abondante, la pyurie a dans la pyélite calculeuse les mêmes caractères que dans la pyélite simple. Pendant longtemps, toutefois, la pyélite calculeuse peut rester légère, insignifiante ; une douleur continuelle, mais supportable, malgré ses exacerbations dans la région lombaire, des urines avec un léger dépôt de mucus ou de muco-pus suffisent à caractériser pendant des mois, des années la pyélite calculeuse, sans que le malade s'inquiète outre mesure, sans que l'état général s'aggrave.

A la longue, cependant, les altérations s'exagèrent ; la rétention se forme et la *pyonéphrose* succède à la pyélite.

La quantité du pus dans les urines, la *pyurie* augmente : à certains jours, ce sont des flots de pus, que le malade évacue avec les urines. Des alternatives de débâcle et de rétention entraînent des intermittences de même sens dans le degré de la douleur et du malaise général.

A l'exploration, on trouve dans la région lombaire le rein gros, douloureux ; ou bien la tuméfaction est diffuse, mal limitée, on n'y reconnaît plus la forme du rein. Mais cette tumeur s'affaisse avec les débâcles, reparaît avec la limpidité des urines.

L'état général s'altère, les forces se perdent, l'amaigrissement s'accentue. A ce degré extrême, le calcul du rein efface son évolution et ses signes derrière les symptômes d'une lésion secondaire, mais plus grave.

La pyonéphrose calculeuse peut s'ouvrir à l'extérieur, par la voie lombaire, ou à l'intérieur du côté du côlon, du duodénum, ou dans le tissu cellulaire. Rayer (1) rapporte plusieurs exemples de cette terminaison de l'abcès rénal calculeux : il figure dans son atlas l'ouverture d'une pyonéphrose du rein gauche dans une bronche du poumon gauche à travers le diaphragme. Une communication du rein avec l'estomac est rapportée par Oesterreich (2) ; la perforation s'était faite du rein droit au pylore, deux calculs existaient dans le bassinet. Enfin, Peter Franck, cité par Ebstein, a observé une pyonéphrose calculeuse, qui communiquait à la fois avec le côlon et la région lombaire.

Il est vrai pourtant que les adhérences et la périnéphrite lipomateuse et scléreuse forment barrière au rein et obstacle à la migration du pus. Malgré cela, le phlegmon périnéphrétique s'observe, comme conséquence d'une pyélite calculeuse, avec ou sans perforation du bassinet. Dans une observation publiée par M. Bazy (3), un phlegmon périnéphrétique s'était développé spontanément ; à l'ouverture on trouva au milieu de la poche le rein, et dans celui-ci non perforé, un calcul mixte, que rien n'avait pu faire soupçonner. Une autre observation de calcul primitif du rein avec phlegmon périnéphrétique a été communiquée par Galliard à la Société anatomique : la pyélonéphrite était restée latente, et la première manifestation du calcul fut un phlegmon, sans perforation du rein, dont la malade mourut.

Obs. IX (résumée). — *Calcul rénal. — Pyélite latente. — Phlegmon périnéphrétique. — Mort.* — Galliard. *Soc. anat.*, 1881, p. 361. — X..., 61 ans, fruitière, entrée le 2 avril 1881, dans le service de M. Millard Beaujon.

(1) Rayer. *Atlas*, planches 51 et 20.
(2) Oesterreich. *Mediz. Woch.*, 1844, n° 5.
(3) Bazy. *France médicale*, 26 novembre 1881.

Aucune maladie antérieure. Il y a deux mois, à la fin de janvier, sans aucune cause, elle éprouva de la douleur à l'hypochondre gauche. Elle perd l'appétit, maigrit, a de la fièvre. Rien de particulier du côté des urines. A son entrée, langue sèche, teint jaunâtre; douleur limitée a l'hypochondre gauche, sans irradiations, s'exaspérant par les mouvements et la pression. Pas de voussure pariétale; léger œdème de la paroi. Au palper bimanuel, on a la sensation d'une fluctuation profonde. On songe à une périnéphrite, mais les urines sont toujours restées normales, il n'y a jamais eu de coliques néphrétiques.

14 avril. M. Tillaux pratique l'incision lombaire, qui donne écoulement à environ un litre et demi de pus. Drainage. Ultérieurement aggravation de l'état général. Mort le 11 mai.

Autopsie. — En arrière du côlon on trouve une vaste cavité dont les parois sont déjà noirâtres, et qui sont celles de l'abcès périnéphrétique incisé. En bas, cette cavité est limitée par le détroit supérieur du bassin ; en haut, elle atteint la rate; en dedans, elle est limitée par le rein et le psoas ; *le rein gauche* occupe sa place. Il est pourvu d'une coque épaisse et isolée par elle du foyer de suppuration. Le rein gauche est difficile à décortiquer; sa capsule est dure, épaissie. En l'incisant, on trouve dans le bassinet un calcul unique gros comme une olive, ovoïde, à surface rugueuse, jaunâtre et assez dure, composé surtout d'acide urique. Ce calcul oblitère complètement l'orifice supérieur de l'uretère gauche, qui est dilaté et possède des parois épaissies. La dilatation porte surtout sur le bassinet et les calices. Ceux ci ont acquis des proportions considérables, et le parenchyme rénal s'est atrophié. Il est difficile de distinguer les deux substances qui ont un aspect fibreux, uniforme : leur épaisseur ne dépasse guère un centimètre et demi.

CHAPITRE IV

DIAGNOSTIC

Le diagnostic des calculs du rein n'est pas facile : tous les auteurs qui ont écrit sur ce sujet, Morris, Newmann, Le Dentu, tous les chirurgiens qui s'occupent des maladies rénales ont signalé des difficultés parfois insurmontables qu'on éprouve, dans certains cas, à reconnaître d'une manière positive l'existence d'un calcul rénal. Aucun signe, en effet, n'existe caractéristique de la pierre dans le rein ; la douleur, l'hématurie, malgré quelques modalités spéciales dans leurs allures, ne sont pas des accidents spéciaux au calcul, et la multiplicité autant que la variabilité extrême des phénomènes réflexes ajoute encore à la confusion.

L'incision exploratrice elle-même, qui est comme le complément indispensable du diagnostic a, dans de nombreux cas, laissé méconnaître un calcul logé dans un calice.

Toutefois. si la certitude en la matière est chose difficile à acquérir, on peut et on doit arriver en clinique à la plus grande somme de probabilités ; et ce qui conduira le chirurgien à ce résultat, c'est assurément moins la présence de tel ou tel symptôme, qu'un ensemble de circonstances, que l'association combinée de certains signes qui, isolés, seraient sans valeur, et dans leur ensemble, au contraire, ont une grande importance.

Greig-Smith, de Bristol, distingue trois types de lithiase rénale, qui peuvent être différenciés pathologiquement, et Jordan Lloyd (1) adoptant la même division décrit à part : 1° le petit calcul dans un rein sain ; 2° le calcul volumineux, phosphatique, dans un abcès rénal, et

(1) Jordan Lloyd. Practical observations on Kidney stone and Kidney mobility. *The Practitioner*, 1887, t. XXXIX, p. 171.

3° le petit calcul bouchant l'orifice de l'uretère et produisant l'hydronéphrose ou la pyonéphrose avec destruction du tissu rénal.

Des types cliniques spéciaux répondent à peu près à ces groupes différents étudiés par les deux auteurs cités. Et nous pouvons réduire à trois principales les conditions dans lesquelles se pose le diagnostic des calculs du rein et de leurs accidents :

1° Il y a des troubles fonctionnels et subjectifs sans tumeur rénale ;

2° Il y a tumeur rénale appréciable et prédominante ;

3° Il y a anurie avec ou sans tumeur rénale.

I. — Troubles fonctionnels et subjectifs sans tumeur rénale.

Chacun des signes qui caractérisent par leur ensemble la présence du calcul rénal peut, lorsqu'il existe seul ou devient prédominant, détourner l'attention du rein et faire croire à une affection d'autre nature. Parmi ces causes d'erreur se trouvent, en première ligne, les manifestations douloureuses, de forme névralgique et de nature réflexe que nous avons vues symptomatiques des calculs dans le rein.

1° Névralgies pariétales (lumbago, névralgies lumbo-abdominales). — Il est rare que la présence d'un calcul dans le rein détermine une douleur qui rappelle à tous les points de vue la névralgie lombo-abdominale type, avec ses points lombaires, iliaque, hypogastrique, inguinal. Mais cependant la persistance pendant une longue durée d'une douleur avec point lombaire et iliaque peut simuler la douleur du calcul rénal, à ce point que la confusion a été faite en l'absence d'hématurie. Le siège de la douleur n'est jamais exactement le même : dans la névralgie, le point postérieur se retrouve au point d'émergence des branches postérieures des paires rachidiennes, c'est-à-dire entre le sacro-lombaire et le long dorsal : la douleur rénale a son siège et son maximum plus en dehors.

M. Le Dentu attache à la percussion méthodique une certaine importance dans le diagnostic des deux affections : la percussion dans la névralgie ne réveille aucune douleur, au contraire, elle provoque toujours une réaction du côté du rein lorsqu'il y a un calcul.

Lorsque avec les douleurs existe l'hématurie, le diagnostic devient plus simple : l'erreur est cependant possible encore. Dans deux cas rapportés par Jacobson (1), des masses cancéreuses secondaires à une

(1) Jacobson. *Loc. cit.*

tumeur du rein dans un cas, à une tumeur de la vessie dans l'autre entouraient et la veine cave et l'origine du douzième nerf costal. L'hématurie et l'oxalurie, aussi bien que la sensibilité vive du flanc droit avaient fait diagnostiquer un calcul.

C'est encore par la douleur qu'il détermine à ses débuts que le *mal de Pott*, la tuberculose vertébrale simule le calcul rénal. Wright (1) rapporte à ce sujet un cas intéressant, concernant un point très localisé de carie vertébrale avec développement d'une suppuration profonde, qui exerçait sur le rein une certaine pression. Il y avait une rigidité absolue de la moitié correspondante du tronc et de la colonne vertébrale ; la douleur était vive, intermittente, s'irradiait jusqu'au testicule ; pendant les crises il y avait des nausées et des vomissements. En même temps, les mictions étaient augmentées de fréquence, et les urines riches en oxalate. L'exploration de la région ne réveillait aucune sensibilité sur la colonne vertébrale, mais seulement plus en dehors, dans un point correspondant à la situation du rein. Ce n'est qu'au cours de l'intervention, qu'une collection profonde étant évacuée, on reconnut la carie vertébrale.

Les cas de ce genre, malgré leur complexité, ne peuvent longtemps être méconnus.

2° Calculs biliaires. — La coexistence des calculs biliaires et rénaux a été souvent signalée, par Murchinson entre autres. Les symptômes des uns masquent parfois l'évolution des autres et réciproquement ; les coliques hépatiques sans ictère sont souvent prises pour des coliques néphrétiques, et Godlee, rappelant l'identité dans les deux cas des phénomènes réflexes du côté du tube digestif (nausées, vomissements, coliques intestinales), recommande d'avoir toujours présente à l'esprit l'analogie qu'il signale, et de faire toujours une exploration attentive du rein droit et de l'uretère. Le plus souvent, en effet, il suffira d'une observation soigneuse pour trouver sans difficulté les éléments d'un diagnostic sur lequel il est inutile d'insister. Wright, cependant, rapporte un cas, exceptionnel et unique, où la coexistence méconnue d'un calcul rénal coûta la vie au malade. l'opération fut faite pour un calcul rénal qu'on supposait engagé dans l'extrémité supérieure de l'uretère. En explorant le bassinet, on trouva un corps dur près de son col, qui fut extrait : c'était un calcul

(1) *Med. Chron.*, n° 6, p. 642.

biliaire du volume d'un œuf de pigeon. L'autopsie permit de retrouver à l'embouchure de l'uretère le calcul diagnostiqué mais non enlevé.

3° Affections vésicales. — Les cystalgies réflexes, développées à l'occasion d'un calcul rénal, sont bien faites dans certains cas pour faire méconnaître la lésion rénale : on croit à une affection vésicale, cystite, calcul, etc. Méconnaître un calcul du rein et croire à une affection des voies urinaires inférieures, ou bien méconnaître une affection vésicale et croire à un calcul rénal, telles sont les deux erreurs que facilitent souvent les manifestations des réflexes réno-vésical et vésico-rénal.

Les douleurs vésicales, la présence du pus dans les urines, et la fréquence des mictions, tout cela est bien fait pour appeler l'attention du côté de la vessie et faire croire à une cystite.

M. Guyon, dans ses leçons à Necker et dans son cours de la Faculté, en 1888, a insisté sur les moyens de distinguer la douleur réflexe de la douleur des cystites. Dans la cystite, la vessie reste sensible au palper, au toucher vaginal ; sensible au contact de la sonde, sensible à la distension. Dans la cystalgie réflexe, c'est tout autre : la vessie ne réagit pas aux diverses explorations. Il faut donc chercher ailleurs que dans la vessie la raison de la douleur, et l'idée de la pyélite doit venir à l'esprit.

De la même façon, on a pu croire à l'existence de *calculs vésicaux*, alors qu'il n'y avait que des calculs rénaux (1). Les troubles réflexes, l'hématurie aggravée par les mouvements, ont permis l'erreur ; mais dans le cas de calcul vésical, l'hématurie apparaît avec la douleur ; les deux symptômes sont simultanés. S'il y avait dissociation des deux symptômes, si le malade raconte qu'il ne souffre pas de la vessie, quand les urines sont rouges et colorées, on doit douter du calcul vésical : d'ailleurs l'exploration de la vessie restera négative.

Aussi fréquente serait, au dire de Morris, l'erreur inverse, qui consiste à croire à un calcul du rein, alors qu'il est seulement un calcul dans la vessie. Le chirurgien de Middlesex Hospital a rapporté à Récamier (2) trois cas où des malades, dont la vessie avait été examinée par quelques-uns des meilleurs chirurgiens de Londres,

(1) Hartmann. *Névralgies vésicales.* Paris, 1889.

(2) Récamier. *Etude sur les rapports du rein et son exploration chirurgicale.* Th. Paris, 1889.

étaient venus le trouver en lui demandant d'explorer leur rein. Avant de procéder à une incision exploratrice, Morris crut utile de faire un nouvel examen de la vessie, sous le chloroforme et après un lavage soigné : il découvrit ainsi trois fois des pierres volumineuses, qui avaient été méconnues, pense-t-il, grâce à la grande quantité de pus et de matières glaireuses qui les recouvraient.

Morris (1) cite encore le cas d'un homme, qui se plaignait d'une douleur vive dans la région du rein : la douleur, les troubles de la miction pouvaient à la rigueur se rattacher à l'existence d'une pierre rénale. Mais on trouva la prostate indurée et douloureuse : l'incision rénale fut ajournée, et, quelque temps après, un abcès de la prostate se développait, qui avait été le point de départ du réflexe vésico-rénal.

Tous ces faits méritent d'être enregistrés avec soin ; avant d'établir le diagnostic des affections rénales susceptibles d'expliquer les symptômes observés, on doit s'assurer par une exploration minutieuse des voies urinaires inférieures, ou des autres organes du petit bassin, qu'il n'existe aucune lésion capable à elle seule de tout expliquer.

4° Tumeurs malignes du rein au début. — Par les douleurs qu'elles déterminent et l'hématurie qui les accompagne, les tumeurs malignes du rein à leur début simulent assez l'aspect clinique du calcul, d'autant plus que la date récente de la tumeur ne lui permet pas de se traduire à l'extérieur par une exagération de volume. Les douleurs dans les néoplasmes du rein sont notées par Guillet (2), comme presque constantes ; elles sont souvent le premier symptôme accusé par le malade. Elles siègent dans la région lombaire et l'hypochondre et de là s'irradient aux régions voisines, thorax, membres inférieurs, testicule, etc. Elles simulent, en un mot, absolument les coliques néphrétiques, revenant par crises, et les crises s'accompagnant en général d'hématurie. Le diagnostic peut, à cette période, rester hésitant, et dans une récente clinique, M. Guyon (3) insistait particulièrement sur les difficultés qu'il présente. Il rappelait à ce sujet le fait d'un malade, observé à ce moment dans les salles, et qui,

(1) Morris. *Surgical diseases of the Kidney*. London, 1886.

(2) Guillet. *Des tumeurs malignes du rein*. Th. in. Paris, 1888.

(3) Guyon. Des signes précoces des tumeurs du rein. *Clinique inédite*, 26 février 1890.

entré à l'hôpital pour des hématuries rénales avec violentes douleurs dans le côté, était atteint d'un néoplasme débutant du rein droit. Un autre malade était d'autant plus intéressant, que chez lui les douleurs s'aggravaient en général par les mouvements, les cahots, la fatigue : il s'agissait encore d'un néoplasme du rein.

Malgré ces analogies, il existe cependant dans les caractères de la douleur et de l'hématurie des éléments importants de diagnostic entre le calcul du rein et le néoplasme à son début.

Les douleurs surviennent le plus souvent spontanément dans le cancer, elles se manifestent sans cause connue aussi bien la nuit que le jour, après une période de repos prolongé, comme après une journée de fatigues. La pression exercée au niveau de la région lombaire malade ne détermine pas le réveil de la douleur, le rein n'est pas ou peu sensible. Avec le calcul, au contraire, la douleur survient, se produit ou s'exagère sous certaines influences et dans certaines conditions, marche, équitation, etc. : le repos l'atténue, la pression, la percussion, la simple exploration la réveillent.

Les hématuries de néoplasme se produisent sans cause, sans prodromes ; elles s'observent la nuit comme le jour, dans l'état de repos comme dans l'exercice et la fatigue Elles durent longtemps, cinq, six jours ou plus : l'urine contient des caillots dont le passage à travers l'uretère provoque comme une colique néphrétique ; les caillots ont souvent alors la forme allongée qu'ils ont prise dans leur migration à travers l'uretère.

L'hématurie des calculeux a des caractères différents ; elle est provoquée par les mêmes causes en général que la douleur, elle cesse avec la disparition de ces causes. Elle est légère, et d'une durée et d'une abondance moindres que l'hématurie de néoplasme. Elle est plus intermittente, moins compromettante pour le sujet, qu'elle anémie beaucoup moins ; elle a de longues rémissions, et Wright considère le retour de ces hématuries à longue distance comme caractéristique des calculs, lorsque dans l'intervalle ne se sont pas produits des signes de tuméfaction du côté du rein. Les caillots sont plus rares, parce que l'hématurie est plus légère : toutefois la présence de caillots est loin d'être spéciale à la tumeur maligne Un malade se présentait à la consultation de Necker avec un caillot allongé et aminci comme une ficelle : il souffrait depuis longtemps du rein et avait souvent des hématuries. C'est à la suite d'une crise de douleur, qu'il avait rendu le caillot allongé. Il ne s'agissait pourtant ici que de lithiase rénale; la longue durée de l'hématurie et des douleurs, dont l'origine remontait à plusieurs années, l'absence de toute tumeur rénale à l'exploration et la présence, maintes fois constatée, dans les urines de sable fin, d'acide urique, suffirent à M. Guyon pour porter le diagnostic de lithiase rénale.

L'évolution différente de la tumeur et du calcul permettra toujours de faire un diagnostic, impossible parfois au début; et l'apparition d'une tumeur dans le rein suffit au bout de quelque temps à lever tous les doutes, sans qu'il soit indiqué de faire, comme on l'a conseillé, une ponction à travers les téguments. Celle-ci est difficile et souvent incomplète; elle peut être négative, alors même qu'il existe des calculs dans le rein. Mieux vaudrait faire une incision exploratrice, qui deviendrait, chemin faisant, curative. C'est ce qu'Israël a fait sur un malade dont il a présenté l'observation au 16me Congrès allemand de chirurgie, en 1887; il avait cru à un calcul du rein, son malade avait 21 ans: il trouva un cancer, et fit avec succès la néphrectomie.

5° Tuberculose rénale. — « Quand on trouve, dit Morris (1), chez une personne strumeuse de la fréquence de la miction, avec une urine purulente, mais acide, sans hématurie, la tuberculose est probable; mais quand il existe avec cela des hématuries et des douleurs aiguës lombaires et testiculaires, chez une personne paraissant saine d'autre part, c'est l'hypothèse de calcul, qui doit être admise. »

Malgré ces différences établies par Morris, le diagnostic de la tuberculose rénale et du calcul est le plus difficile, et un de ceux qui ont le plus causé d'erreur. L'évolution lente, la persistance pendant une longue durée de douleurs lombaires, d'hématurie et de pyurie, sont autant de caractères communs aux deux affections; des degrés seulement dans leur modalité permettent de faire la part de l'une et de l'autre.

L'hématurie de la tuberculose est spontanée, survient sans cause et cesse de même. La douleur est rarement très violente, et n'acquiert jamais le haut degré qu'elle atteint dans les calculs du rein. La sensibilité de la région est moins vive, la douleur provoquée par la pres-

(1) Morris. *Loc. cit.*

sion lombaire ou la percussion moins aiguë, moins subite, plus sourde. L'examen des urines permettra dans la tuberculose de retrouver les bacilles ; leur présence dans les dépôts urinaires est d'une grande valeur, mais leur absence ne peut entraîner une conclusion négative. On sait qu'ils manquent souvent ; et, sur 8 cas de tuberculose rénale examinés à ce point de vue, par Jacobson, les bacilles ne furent trouvés que trois fois. La recherche des débris sphacélés, des produits caséeux ne peut avoir plus d'importance, car ceux-ci ne se rencontrent dans l'urine qu'à une époque où le diagnostic n'est plus à faire.

On doit encore attacher une certaine importance à l'état général, au facies tuberculeux, à la fièvre rémittente, à cette débilité progressive, qui caractérise les tuberculoses locales et surtout urinaires à leur début. Dans les calculs du rein, l'état général reste longtemps bon : des mois, des années, la douleur et l'hématurie se reproduisent à intervalles variés, sans que l'état général se modifie, et sans que la santé s'altère sensiblement. Mais dès que la pyélite survient, et avec elle la suppuration, l'appétit se perd, les forces diminuent, et le diagnostic devient difficile, sinon impossible. Dans une observation publiée par James Tyson (1), la marche de l'affection avait été de tous points conformes à celle de la tuberculose, et tout, malgré l'absence de bacilles dans les urines, faisait supposer une lésion tuberculeuse du rein : il y avait un calcul.

OBS. X (RÉSUMÉE). — *Signes de tuberculose rénale. — Calcul constaté à l'incision.* JAMES TYSON. — Femme, 40 ans, a vécu depuis quinze ans dans une bonne santé. Mariee, elle a eu plusieurs enfants. Dans ces dernier temps, elle fut prise presque subitement de douleurs dans le côté gauche avec fréquence des mictions et présence de pus dans l'urine. Les douleurs devenant continuelles, la malade perdit l'appétit, en même temps elle vomissait le peu qu'elle prenait.

Elle entre à l'hôpital en mars 1886, on constate une douleur vive dans la région du rein gauche et de la rate. Un point douloureux très marqué était trouvé entre la crête iliaque et les côtes. Les urines étaient purulentes, il n'y avait pas d'hématurie, on ne trouva pas de bacilles. La malade n'avait jamais eu de colique néphrétique, n'avait jamais rendu de sable dans ses urines. Malgré l'absence de bacilles, et vu l'évolution rapide et relativement récente des accidents, Tyson diagnostique une tuberculose rénale.

(1) JAMES TYSON. Renal calculus, its diagnostic and treatment. *Bost. med and surg. J.* Octobre 1886.

L'incision exploratrice fut faite, on trouva un calcul à quatre prolongements, et dont le séjour dans le rein remontait certainement bien au delà de l'époque des accidents.

Le calcul était resté latent jusqu'à l'apparition de la pyélite, et celle-ci avait été l'occasion de tous les accidents.

Ce qui complique encore le diagnostic, c'est l'association possible sur le même malade de la lithiase urinaire et de la tuberculose pulmonaire ou rénale. Un tuberculeux du poumon et du rein peut être calculeux, de même qu'un lithiasique peut devenir tuberculeux ; et la succession de ces affections jette sur le diagnostic réciproque une obscurité facile à saisir.

Sur un malade opéré par Pick, le diagnostic du calcul n'était pas posé avant l'intervention. La présence de nombreux ganglions tuberculeux, l'aspect général du malade semblaient plaider plutôt en faveur de la tuberculose du rein, malgré les coliques néphrétiques, que le malade avait anciennement éprouvées à plusieurs reprises.

Les mêmes difficultés se retrouvaient sur un malade du service de la Charité qui fut l'objet d'une clinique du professeur Trélat (1) sur le diagnostic de la tuberculose du rein avec la pyélo-néphrite calculeuse. Le sujet, âgé de 34 ans, était tuberculeux du poumon, et se plaignait depuis quelque temps de douleurs violentes dans la région du rein gauche, sans hématurie. La coexistence de la tuberculose pulmonaire pouvait faire supposer une tuberculose rénale ; mais la présence dans l'urine de graviers et de sable, constatée à plusieurs reprises à la suite firent pencher vers le diagnostic de lithiase rénale.

Toutefois, si dans ce cas, la nature reconnue des coliques néphrétiques a servi au diagnostic, il ne faudrait pas s'exagérer l'importance de ce fait. Un lithiasique ancien du rein, qui a eu en plusieurs occasions des crises douloureuses avec expulsion de graviers ou de petits calculs, peut aussi un jour ou l'autre devenir tuberculeux du même rein ; le diagnostic devient dès lors cliniquement impossible, il faut pour le parfaire le concours de l'incision exploratrice. Il en fut ainsi dans les deux observations de Barker (2) et de Belfied.

Obs. XI (Résumée). — *Douleurs rénales chez un tuberculeux. — Incision exploratrice. — Calcul du bassinet.* Pick. *The Lancet*, 7 jan-

(1) Trélat. *Gaz. des hôp.*, 18 sept. 1889. n° 103.
(2) Barker. *Lancet*, 24 janvier 1888.

vier 1887, p. 16. — X..., 23 ans, entre à l'hôpital en novembre 1886. Quatre années auparavant, il avait été frappé subitement en travaillant de douleurs dans le rein gauche qui le courbèrent en deux : hématurie. Cessation de la douleur au bout de quelques jours. De temps à autre, il éprouvait la même douleur, quoique moins forte. Il entra dans plusieurs hôpitaux de Londres ou plusieurs diagnosties furent portés.

En 1884, il rendit des calculs avec les urines, mais depuis, il n'a uriné ni sang ni graviers.

Pendant les dix-huit derniers mois, la douleur dans le rein a été si pénible que le sujet fut dans l'impossibilité de travailler. A son entrée à l'hôpital, le malade présentait un teint anémique très prononcé. Dans la région inguinale gauche, on trouve des masses ganglionnaires abondantes et volumineuses. Sur la peau, cicatrices de gommes tuberculeuses. Rien aux poumons. Dans l'urine, on constate au microscope des cristaux de phosphates et d'oxalates de chaux, les hématies et les leucocytes. Le malade repose sur le côté gauche, la jambe fortement fléchie, le tronc incliné. La contracture des muscles de la paroi empêche tout examen. L'anesthésie par l'éther permit de constater l'absence de toute tumeur dans le rein.

L'opération néanmoins fut décidée, et une pierre fut extraite du bassinet. A la suite de l'opération se développa une tuberculose pulmonaire dont le malade mourut.

Obs. XII. — *Antécédents de lithiase rénale. — Douleurs rénales persistantes. — Rein tuberculeux.* Belfield. *New-York med. Rec.*, mai 1887. In Th. Récamier, p. 101. — C. C..., 48 ans, jouissait d'une excellente santé jusqu'à il y a deux ans ; depuis lors, il a souffert de mictions plus fréquentes et de douleurs augmentant graduellement, urine purulente, parfois un peu de sang.

Il y a un an, il urina de petits calculs gros comme une chevrotine. Pendant les trois derniers mois, de temps en temps, il ressentait des douleurs dans la région lombaire gauche et le testicule, durant quelques heures. il eut des coliques rénales atténuées. Il fut traité pour un mal de Bright et une cystite. Quand il fut placé dans mon service, le 5 janvier 1887, il était amaigri, urinait toutes les demi-heures, avec des douleurs dans la vessie, et au gland. Urine alcaline de 30 à 40 onces (800 à 900 gr.) par jour ; beaucoup de pus et quelques globules sanguins. Il ressentait des douleurs fortes à la pression sur le rein gauche, aucune douleur au rein droit. Il avait évidemment de la pyélite du côté gauche, d'origine soit calculeuse, soit tuberculeuse ; pas de bacille dans le pus examiné une fois.

Le 26 janvier, je fis l'incision lombaire ; le rein fut trouvé au-dessus du volume moyen, une masse dure existait à l'union du bassinet et de l'uretère. Pour déterminer la nature de cette masse, le rein est incisé ; le doigt dans le bassinet trouva la cavité dilatée, et en quelques points ulcérée. La masse consistait en tissu épaissi, obstruant en partie l'uretère.

Comme la maladie était nettement tuberculeuse, et que l'état de l'autre rein était inconnu (quoique suspect à cause de l'augmentation de volume du rein gauche), on ne fit pas l'extirpation.

Mort d'urémie au 11e jour.

L'autopsie partielle montra que le rein gauche (exploré) était tuberculeux et très congestionné; le rein droit très tuberculeux, la prostate et la vessie normales.

6° Reins douloureux sans calcul. — Il est un grand nombre d'états douloureux du rein, qui, avec ou sans hématurie, peuvent revêtir les allures des calculs rénaux. Les observations sont nombreuses aujourd'hui, où l'exploration démontre l'absence de calcul rénal, dans des cas où la coexistence de tous les signes propres à ce dernier permettait de poser un diagnostic sans hésitation ; dans un récent travail, Mac Lane Tiffany en réunissait 21 (1).

Dans quelques cas, c'est la *mobilité* du rein, qui semble avoir été la cause et la raison des phénomènes douloureux observés ; le rein mobile détermine parfois des crises de douleur, qui par leurs irradiations simulent la colique néphrétique et qu'on rattache à la torsion du pédicule, au tiraillement des filets nerveux. Le diagnostic basé simplement sur les signes observés présente d'autant plus de difficulté, que la mobilité du rein dans les cas que nous avons en vue est faible, presque nulle, et presque latente. Dans un cas dont Chaput a communiqué l'observation à Récamier (2), les hésitations ne furent tranchées que par l'incision exploratrice. Des coliques néphrétiques et des douleurs rénales persistantes étaient les seuls symptômes présentés par la malade. Dans les urines, il n'y avait ni sang, ni pus, ni albumine, ni calculs, ni sels en proportion anormale ; à l'examen sous le chloroforme, on trouva que le rein était mobile dans tous les sens et surtout transversalement ; il paraissait en outre bosselé à sa surface. Le ballottement rénal était très évident. Le diagnostic parut difficile à poser entre un calcul rénal et un rein mobile ; l'incision lombaire fut faite, on ne trouva pas de calcul à l'acupuncture et le rein fut fixé.

Il faut encore songer que des calculs peuvent se développer dans un rein mobile. Malgré la rareté de cette coexistence, signalée par

(1) Mc Lane Tiffany. Division of the capsule of the Kidney for the relief of nephralgia. *Annals of surgery*, p. 404, août 1889.

(2) Récamier. *Loc. cit.*, obs. XX, p. 95.

Morris (1), quelques faits de cette nature récemment publiés par Jordan Lloyd (2), par Howard-Marsh (3), et par Mac Cosh (4), témoignent assez des difficultés du diagnostic. Dans le cas de Mac Cosh, il s'agissait d'une femme de 28 ans, qui souffrait continuellement et depuis son enfance de douleurs dans la région du rein droit : la douleur ne se manifestait pas seulement dans le dos et la région lombaire, elle s'irradiait dans l'abdomen et jusqu'à la ligne blanche. Il n'y avait aucun trouble vésical et les urines étaient claires. Le rein était abaissé, et il était difficile de dire, si les douleurs tenaient à la mobilité du rein ou à la présence d'un calcul. Dans les derniers temps cependant, Mac Cosh trouva dans l'urine des traces de pus et de sang : il posa le diagnostic de calcul, et l'opération confirma ses prévisions. Il y avait calcul et rein mobile.

Dans d'autres conditions, on observe encore des douleurs d'origine et de siège rénal et que leur nature assez mal connue, a jusqu'à nouvel ordre, classé sous le terme vague de rein douloureux ou de néphralgie. Elle intéresse au plus degré la question du diagnostic calcul rénal.

L'*ataxie locomotrice* est susceptible de développer dans ses formes frustes des douleurs néphrétiques dont la localisation et les caractères rappellent absolument les coliques rénales, d'origine calculeuse. Maurice Raynaud (5) a décrit le premier ces crises néphrétiques du tabes et signalé les analogies comme les différences qu'elles présentent avec les accidents douloureux de la lithiase rénale. Sur un malade de son service, des douleurs violentes, atroces se manifestaient par intermittence dans la région lombaire gauche. Ces douleurs s'irradiaient dans tout l'abdomen et s'accompagnaient de rétraction du testicule. Mais il n'y avait jamais dans les urines ni sang, ni pus, ni graviers ; et n'était l'apparition récente d'un strabisme, la présence de douleurs fulgurantes, que le diagnostic primitif de coliques néphrétiques d'origine calculeuse n'eut pas été modifié. Les signes observés appartenaient bien en propre à la sclérose médullaire, l'autopsie le

(1) MORRIS. *Loc. cit.*
(2) LLOYD. *Loc. cit.*
(3) HOWARD-MARSH. *Clin. Soc. of Lond.*, 5 fév. 1887.
(4) MAC COSH ANDREWS. *New-York Med. J.* April 14 1888.
(5) MAURICE RAYNAUD. Des crises néphrétiques dans l'ataxie locomotrice. *Arch. gén. de méd.*, 1876.

démontra, le rein ne présentait que des lésions banales, sans lithiase, sans calcul.

Ce sont les signes concomitants de l'ataxie, qui permettront de faire le diagnostic : la répétition fréquente des accès sans que jamais l'examen le plus minutieux ne révèle la présence de sang ou de graviers dans les urines n'est pas non plus sans importance.

A côté de l'ataxie, se trouve *l'hystérie* comme susceptible à elle seule de provoquer tous les signes douloureux des calculs du rein : l'hématurie s'y ajoute souvent, et l'analogie devient complète. Morris (1) dans un travail important où il a surtout en vue les difficultés du diagnostic du calcul rénal, rappelle deux erreurs de diagnostic, dans des cas d'hystérie. Un jeune homme observé par Hulke à Middlesex Hospital se plaignait de douleurs violentes dans les reins et la région inguinale ; il avait eu à plusieurs reprises des hématuries. Il fut exploré, sans résultat ; plus tard il guérit complètement sous l'influence de la suggestion et d'un traitement insignifiant. L'autre fait rapporté par Morris concerne une jeune femme, qui éprouvait tous les signes du calcul rénal, douleur, hématurie, crises néphrétiques. Elle présentait en outre des signes très manifestes d'hystérie, et Morris refusa de l'opérer : un autre chirurgien l'opéra plus tard, il n'y avait pas de calcul.

Morris dans le même travail, mentionne une erreur de sens inverse, commise par Owen Rees, qui crut à l'hystérie dans un cas où l'opération vérifia la présence d'un calcul ; le sujet était une femme jeune, manifestement hystérique ; à plusieurs reprises, elle eut des crises de douleurs lombaires avec l'hématurie ; tous ces signes furent mis sur le compte de l'hystérie, une incision exploratrice fut faite pour vérifier le diagnostic, on trouva dans le rein un gros calcul d'oxalate.

Lorsqu'aux douleurs s'ajoutent comme dans ces cas les hématuries, il est clair, que le diagnostic est absolument impossible ; l'incision exploratrice peut seule renseigner absolument. Une observation publiée l'année dernière par Sabatier est intéressante à ce point de vue : elle montre encore l'analogie parfaite des signes déterminés par l'hystérie avec ceux des calculs du rein, elle montre encore la diffi-

(1) MORRIS. An address on some points in the surgery of the Kidney. *Brit. med.* fév. 1885, p. 311.

culté du diagnostic et l'intégrité absolue du rein malgré des symptômes qui duraient depuis des années.

Obs. XIII (Résumée). — *Néphralgie hématurique chez une hystérique. — Néphrectomie. — Guérison.* Sabatier. *Rev. de chir.*, 1889). — Femme, 30 ans, entrée le 1er octobre 1886, dans le service du professeur Tripier, suppléé par M. Sabatier. Depuis longtemps, la malade avait des accès douloureux à intervalle variable dans la région du rein droit. Chaque accès était suivi d'hématurie, puis le sang disparaissait peu à peu à mesure qu'on s'éloignait de la crise, mais les urines laissaient toujours néanmoins déposer un précipité sédimenteux très épais. Les diagnostics les plus variés furent posés ; rhumatisme, tuberculose rénale, péritonite tuberculeuse, urémie ; hémoglobinurie paroxystique, nervosisme ; simulation, néphrite calculeuse.

A son entrée dans le service de chirurgie, on trouve une douleur profonde, sourde au niveau du rein droit ; cette douleur rend le décubitus difficile du côté correspondant, la marche est pénible. Rien aux poumons, ni au cœur. Vomissements fréquents. Environ deux fois par semaine se manifestent des crises, par exacerbation de la douleur continue ; ces crises s'accompagnent d'irradiation vers l'uretère et la vessie, vers le membre inférieur, le diaphragme. Elles sont annoncées par quelques malaises, durent deux heures environ et diminuent progressivement. Pas de fièvre ni pendant, ni après. A l'examen de la région lombaire droite, on ne constate aucune déformation, pas de tumeur, pas de signe de fluctuation, pas de dureté, mais la palpation provoque de vives souffrances entre les dernières fausses côtes et l'ombilic. Les envies d'uriner sont fréquentes, elles nécessitent le cathétérisme depuis plus d'un an, deux fois par jour. Aussitôt après les crises, l'urine est trouble, chargée de sang et de mucus, elle se clarifie ensuite peu à peu. Jadis il y a eu de l'anurie pendant un ou deux jours ; aujourd'hui la miction se fait régulièrement deux fois par jour, avec cathétérisme. Dans les urines, il n'y a ni pus, ni calcul, ni graviers. Pas de bacilles.

L'idée de tuberculose fut rejetée. La présence du sang en nature, et la présence parfois de véritables caillots nous fit éloigner également l'hypothèse d'une hémoglobinurie paroxystique. Il ne pouvait non plus être question d'une tumeur. Un calcul du bassinet obstruant d'une façon intermittente l'embouchure urétérale, expliquait bien, au contraire, l'évolution par crises des douleurs, leur siège et leur intensité, l'apparition du sang dans le liquide urinaire et ses variations de quantité, l'aspect trouble de l'urine, quand le sang faisait défaut, la persistance d'un bon état général. Le diagnostic adopté fut celui de calcul du rein.

16 octobre 1886. Incision parallèle au rachis à neuf centimètres en dehors, allant de la dernière côte près de la crête iliaque. A ce niveau, changement brusque de direction, l'incision dirigée en avant, parallèlement à la côte prend ainsi la forme d'un L ; on divise la peau, le tissu cellulaire sous-cutané, le plan musculo-aponévrotique. Trois centimètres de la dernière côte sont réséqués.

Le rein a son volume normal ; incision sur le bord convexe du rein ; le doigt introduit dans le bassinet ne rencontre ni corps étranger, ni calcul. L'incision avait donné lieu à une hémorrhagie abondante ; et comme il y avait possibilité d'une lésion urétérale, la néphrectomie est décidée, la suppression du flot urinaire en amont devant supprimer les crises douloureuses, et atrophier l'uretère.

Néphrectomie après ligature dans une seule anse des vaisseaux et de l'uretère. Suture. Drainage. Aucun phénomène particulier dans la suite, si ce n'est pendant quelques jours des attaques comateuses ayant eu jusqu'à trois heures de durée et semblables à celles que la malade avait eues déjà avant l'opération et qu'on avait pensé être de l'urémie. Guérison.

Le rein enlevé ne contenait aucun calcul et était le siège d'un peu d'inflammation conjonctive, sans aucune tendance à la suppuration, mais déterminant plutôt de la sclérose. En somme, rein sain.

En dehors du rein mobile, de l'ataxie, de l'hystérie, il existe des états douloureux du rein, dont les allures peuvent ressembler de tous points à celles du calcul. Une certaine confusion règne au sujet de la pathogénie de ces différents états douloureux, et, dans divers travaux, Teale (1), Duncan (2), Ralfe (3), Malécot (4) ont discuté la question de la *néphralgie essentielle*. Que la névralgie du rein soit essentielle et primitive, ou secondaire à une névrose, à une affection locale ou à une intoxication quelconque, peu importe. Le seul fait à retenir, c'est qu'en dehors de la lithiase, on peut observer des douleurs rénales avec ou sans hématuries, et qui, dans tous les cas, ont assez d'analogie avec le calcul du rein pour que le chirurgien s'en préoccupe et en connaisse au moins l'existence.

Dans quelques cas l'*infection paludéenne* a semblé l'origine et la cause des phénomènes douloureux; les symptômes ressemblaient à s'y méprendre à ceux du calcul rénal, il est facile de le voir par l'observation suivante.

OBS. XIV. — *Néphralgie malariale. — Signes de calcul rénal.* G. HARRISON YOUNGE. *Brit. med. J.*, 1887, p. 675. — Sergent-major de l'artillerie royale, 41 ans, 28 ans de service, 32 ans de séjour dans les Indes, entre à l'hôpital le 14 avril 1887 avec les symptômes de colique néphrétique..

C'était un homme pléthorique, quoique un peu nerveux. Son père avait souffert

(1) TEALE. De la néphralgie essentielle. *Edinbourg med. and Surg. J.*, XXXIII, p. 433.

(2) DUNCAN. *Med. Times*, 16 novembre 1878.

(3) RALFE. *Brit. med. J.*, 1888.

(4) MALÉCOT. *France médicale*, 1887, n° 125, p. 1509.

de la goutte. Il avait été lui-même toujours dyspeptique, mais n'avait jamais eu de troubles sérieux de la santé avant 2 ans.

En décembre 1884, il y eut une attaque sérieuse de lumbago et peu après de sciatique.

En août et septembre 1885, quelques attaques de fièvre intermittente.

En 1886, crises de gastralgie; elles étaient soudaines et duraient deux heures; c'est à cette époque qu'il ressentit pour la première fois les symptômes éprouvés aujourd'hui. Il eprouva des crises douloureuses dans le flanc et les lombes; elles se reproduisaient à un intervalle de une à trois semaines, et duraient chaque fois de deux à quatre heures.

En fevrier 1887, il eut une attaque qui dura sans rémission pendant une semaine. Les paroxysmes venaient soudainement. La douleur commençait dans le côté gauche et s'étendait en avant, en arrière, dans l'aine et jusqu'au testicule : c'était une douleur atroce, déchirante. Elle était profonde et si aiguë que le malade perdait presque connaissance. Le testicule était habituellement rétracté à l'anneau. A la fin de la crise, survenaient des nausées et des vomissements, et une sudorèse abondante. Pendant la crise, l'urine était tres colorée, acide, et d'une densité augmentee; elle contenait parfois du pus, jamais d'albumine, ni de sang, ni de cristaux d'acide urique. Dans l'intervalle des crises, elle était normale.

A l'exploration bimanuelle, le rein pouvait être senti distinctement ; il était à sa place et n'etait pas sensible à la pression. La vessie était saine et sans calculs. Après un examen soigneux, je conclus à la présence d'un calcul urique dans le rein gauche : la tuberculose du rein fut exclue; les signes ne pouvaient se rattacher à la gravelle, puisque l'urine était normale durant les intervalles, ne contenait jamais de cristaux d'acide urique, et ne devenait très acide qu'après ces crises.

Je rejetai l'idée d'une névralgie malariale ; ils auraient eté plus fréquents, survenant a intervalles plus réguliers, et la douleur aurait suivi le trajet des nerfs cutanés et non celui de l'uretère. Je prescrivis de fortes doses de bicarbonate de soude; pendant les crises, des fomentations chaudes, des cataplasmes de farine de lin, et des injections de morphine.

En avril, mai et juin, les accès se reproduisirent à des intervalles d'une semaine, la fatigue, l'exercice hâtait leur apparition.

15 juillet. — La semaine dernière, les acces se sont reproduits journellement et a la même heure. Il n'y a pas de changement dans les symptômes, mais chaque accès maintenant est suivi d'une élévation de la température variant de 1 à 2 degrés. Il devint évident que le patient souffrait d'une névralgie de malaria. Un gramme de quinine fut donné une heure avant que le paroxysme fût survenu, et tout autre traitement fut suspendu. Depuis ce moment, la douleur a diminué, les douleurs sont devenues de plus en plus rares. La dose de quinine a été augmentée, et les symptômes disparurent totalement.

Le 20 juillet, le malade reprend son service, mais il continue à prendre de la quinine toutes les fois qu'il éprouve quelque malaise dans la région du rein.

Comme le fait remarquer Harrison, dans les réflexions qui suivent son observation, le diagnostic fut établi surtout par l'efficacité du traitement par le sulfate de quinine. Il insiste également sur ce que, à aucun moment et malgré des observations minutieuses il ne fut possible de retrouver dans l'urine, ni sang, ni sable ni graviers.

Un fait absolument analogue a été observé par Kirkham (1), il concerne un ingénieur de Panama, qui avait de temps en temps des accès de fièvre intermittente. Un jour, il fut pris tout à coup d'une douleur vive dans le côté droit ; cette douleur se produisait sous formes d'élancements avec irradiation jusqu'à la racine de la cuisse droite. Ces crises se reproduisirent à plusieurs reprises pendant une période de deux mois : chaque accès déterminait avec de la fièvre une sudorèse profuse. L'exploration du rein ne donnait aucun résultat et les urines, à aucun moment, n'ont contenu rien d'anormal, ni albumine, ni pus, ni sang, ni sable, ni graviers. L'intermittence et la périodicité des accidents, la fièvre périodique, permirent de faire chez des sujets paludéens le diagnostic que le traitement d'épreuve a confirmé.

Mais que dire de ces cas, où la néphralgie, intense, persistante et périodique existe chez un sujet sans ataxie, sans hystérie, sans paludisme, sans mobilité rénale, et s'accompagne de modifications des urines, telles que l'hématurie, excès de sels, etc. Le diagnostic est, dans ces cas absolument impossible, en dehors de l'incision exploratrice.

« La simple acidité de l'urine, dit Morris, peut, chez un goutteux, provoquer des symptômes simulant absolument ceux du calcul, albuminurie, hématuries légères, pyurie, avec douleurs testiculaire. »

Un traitement alcalin, continué pendant des semaines serait le meilleur moyen de modifier l'acidité des urines et de faire cesser les symptômes.

Le plus souvent, il faut le dire, le diagnostic est absolument impossible. Seule l'exploration du rein est capable de vérifier la présence d'un calcul supposé.

(1) KIRKHAM. Néphralgie malariale. *Med. Times*, 4 avril 1885.

DE LA VALEUR DES DIFFÉRENTS MODES D'EXPLORATION DU REIN, POUR LE DIAGNOSTIC DES CALCULS

De tous les procédés proposés et employés, palpation, ponction, exploration par le rectum, incision, un seul a une valeur réelle ; c'est l'incision exploratrice.

a) Palpation. — La constatation par le palper bimanuel d'un corps dur ou d'un choc calculeux dans le rein est une chose tout exceptionnelle, et sur laquelle on ne peut compter. Une fois Shaposchnikoff trouva sur un homme de 35 ans une crépitation calculeuse en palpant l'hypogastre. Israël (1) sur une femme de 34 ans, maigre, sentit une bosselure dure dans l'extrémité inférieure du rein droit : la dureté fit penser à un calcul et l'opération justifia le diagnostic. M Le Dentu a senti une fois un corps dur, un calcul à travers la paroi abdominale, et M. Guyon (2) nous a dit avoir une seule fois éprouvé la même sensation sur un rein un peu abaissé ; ce sont là des faits isolés : la palpation reste donc sans utilité pour le diagnostic des calculs rénaux.

b) Exploration par le rectum. — Ce procédé a été beaucoup préconisé par Simon de Heidelberg. En Angleterre il a été souvent employé, et Spencer Wells a pu, en introduisant dans le rectum la main et l'avant-bras, reconnaître et diagnostiquer un calcul rénal. Sur un de ses malades, Sidney Coupland (3) eut recours à la même manœuvre, après chloroformisation. « Malgré les efforts prolongés, dit-il lui-même, il fut impossible de faire pénétrer ma main au delà de la partie la plus large du rectum ; je renonçai à l'examen d'autant plus volontiers, qu'il me semblait impossible d'atteindre le rein droit, bien que Simon y fut parvenu. » La brutalité de ce moyen d'exploration suffit à le faire rejeter absolument ; un chirurgien anglais est parvenu une fois à déchirer le rectum, le procédé est condamnable à tous points de vue.

c) Ponction a travers les téguments. — Bien que moins dangereux ce procédé ne vaut guère mieux que l'autre. Barker (4) l'em-

(1) Israel. Ueber palpation Gesunder und Kranker Nieren. *Berl. klin. Woch.* 1889.

(2) Guyon. *Communication orale.*

(3) Sidney Coupland. *Med. Times*, 18 février 1882.

(4) Barker. Un procédé de diagnostic du calcul du rein. *Lancet*, 1880.

ploya sur une de ces malades ; l'aiguille d'aspirateur introduite entre la crête iliaque et la douzième côte rencontra un calcul à deux doigts de profondeur ; c'était un cas douteux, le diagnostic fut posé, et Barker préconisa cette nouvelle méthode.

Malgré les succès de Jones (1) de Barlow et Godlee (2), qui découvrirent par le même procédé des calculs, la ponction à travers les téguments est aveugle, incertaine et la plupart des chirurgiens d'Angleterre, Ohlsmussee, Morris entre autres, et en France M. Guyon lui préfèrent l'incision exploratrice. Une ponction pratiquée par Bilton Pollard (3) resta négative ; quarante-cinq calculs furent à l'incision trouvés dans le rein.

d) Incision exploratrice. — De tous les procédés d'exploration, l incision des parties molles et la mise à découvert du rein est assurément la méthode qui offre de beaucoup les plus grands avantages et le moins d'inconvénients. C'est à elle qu'on doit avoir recours toutes les fois que le diagnostic du calcul offre quelques incertitudes.

« Mais faire une incision jusqu'au rein est toujours une opération sérieuse, grave même ; il faut donc que ce mode de diagnostic présente une utilité incontestable, et que sa gravité ne soit pas telle qu'elle fasse courir au malade des risques disproportionnés avec le bien à en retirer (Récamier). »

Utile et sans danger, l'incision exploratrice reste entre les mains du chirurgien comme une dernière ressource, et le complément indispensable du diagnostic. Tous les chirurgiens y ont eu recours et l'ont conseillée, en Angleterre, Morris, Barker, Lloyd, Knowsley Thornton, Bryant, Lucas ; en Amérique, Groos, Belfied, Newman. En France M. Le Dentu y a eu recours trois fois dans des conditions très heureuses, et M. Guyon s'en déclare également partisan convaincu dès que les signes fonctionnels font supposer un calcul.

DES INDICATIONS DE L'INCISION EXPLORATRICE

Poser les indications de l'incision exploratrice, c'est établir le diagnostic entre la lithiase rénale et le calcul proprement dit, c'est pré-

(1) Jones. *Brit. Medec. J.*, 1883, p. 1069.
(2) Barlow et Godlee. *Trans. of. clinic. Soc.*, vol. XV, p. 134.
(3) Bilton Pollard. *Brit. Med. Journ.*, fév. 1885, 435, et Th. Récamier, p. 57.

ciser les limites au delà desquelles le traitement médical doit forcément rester impuissant.

Il est des malades, qui sont lithiasiques toute leur vie, sans que lenr santé soit sérieusement troublée ; des crises néphrétiques se répètent à plus ou moins longue échéance, les urines dans l'intervalle des crises contiennent du sable, des graviers ou du sang, une douleur intermittente dans la région du rein appelle de temps en temps l'attention du malade. Mais ce sont là, en somme, de petits accidents ; et pendant des années des sujets diathésiques, goutteux font ainsi et expulsent de petits calculs sans que le séjour prolongé de ceux-ci dans le rein leur permettent d'acquérir des proportions, qui empêcheraient leur expulsion spontanée. Jacobson a observé un malade, âgé de 69 ans, et qui avait dans sa vie rendu 218 graviers, dont 72 depuis moins d'un an : le temps de leur expulsion suivait de peu le temps de leur formation, et le traitement médical était seul de rigueur en pareil cas.

Il en était de même sur un malade que nous observions ces jours derniers à la consultation de Necker; depuis 30 ans, il avait, à des intervalles de deux à trois mois, des coliques néphrétiques, et la collection des seules pierres qui ne lui avaient pas échappé comprenait, pour ces vingt dernières années, 186 graviers de divers volumes. Dans l'intervalle de ces crises il n'avait aucune douleur, aucun trouble fonctionnel : c'était un lithiasique, non un calculeux.

Ce n'est pas pour ces malades que se discute l'intervention chirurgicale : mais lorsque se trouvent réunis des symptômes qui permettent de supposer un calcul dans le rein; l'incision exploratrice a sa raison d'être, parce que: 1° elle n'est pas grave et que 2° elle confirme le diagnostic et constitue le premier temps d'une intervention plus complète.

Il suffit, en effet, de consulter les nombreux documents accumulés par notre excellent ami Récamier dans sa thèse pour être convaincu, que l'incision exploratrice n'a de gravité, que celle de la lésion qui l'a nécessitée. Les faits empruntés aux chirurgiens les plus éminents de l'Angleterre et de l'Amérique suffisent à prouver cette vérité ; la statistique de Gross (1) comporte 23 cas d'incision exploratrice sans une

(1) Gross. *Amer. J. of the med. sc.*, 1885.

seule mort, et Newmann (1) rassemblant 42 cas d'incision ne trouve pas non plus une seule mort.

Sans danger pour le malade, l'incision exploratrice est sans inconvénient pour la lésion. Au contraire, elle est utile, on peut dire dans la majorité des cas. En cas de calcul elle permet l'extraction immédiate, elle n'est dès lors que le premier temps nécessaire de la néphrolithotomie. Si l'incision reste négative au point de vue de la découverte d'un calcul, elle n'en reste pas moins utile ; de nombreux faits, ceux de Hulke (2), de Annandale (3), de Belfield (4), de Kendal Francks (5), de Clément Lucas (6), de Mayo Robson (7), de Tiffany (8), de Le Dentu (obs. XII et XIII) et bien d'autres encore suffisent à démontrer l'utilité de l'incision exploratrice, dans des cas où l'opération faite pour rechercher et vérifier la présence supposée d'un calcul ne rencontrait aucun corps étranger. Qu'il s'agisse dans ces cas de mobilité légère du rein (Morris), de névralgie réflexe (Annandale), de périnéphrite chronique, de graviers passés inaperçus et déplacés (Le Dentu) ou de capsule trop tendue (Tiffany), peu importe pour nous en ce moment : le seul fait que nous ayons à retenir, c'est que l'incision exploratrice du rein tentée pour un calcul peut devenir curative, alors même que la recherche du calcul est restée négative. Le débridement de la capsule ou la néphrotomie dans la tuberculose rénale même n'est pas toujours nuisible ; dans le fait, rapporté plus haut de Barker, une notable amélioration de quelques mois suivit le drainage, malgré que le rein fut tuberculeux. Deux autres faits de Lucas (9) et de Belfied (10) montre encore non seulement l'innocuité mais encore l'efficacité accidentelle de l'incision sur un rein tuberculeux.

Lorsque, chez un lithiasique avéré, on voit brusquement cesser l'expulsion des calculs, alors qu'apparaissent persistantes des douleurs localisées au rein ou irradiées, ou bien lorsque chez un sujet

(1) Newmann. *Loc. cit.*
(2) Hulke, cité par Morris. *Brit. Med. J.*, 1885, p. 311.
(3) Annandale. *Edinb. Med. Soc.*, janv. 1875.
(4) Belfield. *New-York. Med. Record.*, mai 1887.
(5) Kendal Francks. *Brit. Med. J.*, 1888, p. 685.
(6) Clément Lucas. *Brit. Med. J.*, septembre 1883, p. 611.
(7) Mayo Robson. *Brit. Med. J.*, octobre, 1888, p. 814.
(8) Mac. Lane Tiffany. *Loc. cit.*
(9) Lucas. *Brit. Med. J.*, 1883, p. 611.
(10) Belfield. *Loc. cit.*

sans antécédents de lithiase, les mêmes douleurs, provoquées, se reproduisent souvent, avec ou sans hématurie, avec une persistance ou une intensité, que le traitement médical est resté impuissant à modifier ; alors seulement on doit être certain, qu'il existe, une pierre petite ou grosse, enclavée quelque part dans le rein d'où elle ne peut sortir.

Sur une jeune fille, que M. le Dr Boursier observait à Contrexéville, des phénomènes douloureux se produisaient tous les mois dans la région du rein, s'accompagnant d'hématurie, mais sans expulsion de graviers. Après plusieurs saisons faites à Contrexéville, l'incision exploratrice avait été proposée par le médecin de la famille ; mais les crises s'éloignaient, la santé générale restait satisfaisante. Malgré l'évidence du diagnostic, M le Dr Boursier, consulté, conseilla encore une saison à Contrexéville, au cours de laquelle la malade expulsa le calcul, qui depuis trois ans la faisait souffrir. Quand il n'y a pas menace pour la vie, il ne faut donc pas se hâter d'intervenir ; il faut épuiser les ressources du traitement médical d'usage dans les cas de ce genre.

En somme, la persistance longue de symptômes fixes dans leurs caractères, constants dans leur reproduction est le seul élément sur lequel le diagnostic de calcul rénal ait raison de s'établir et l'incision exploratrice de baser son opportunité.

Morris (1), dans un travail déjà maintes fois cité, où il s'attache à préciser les signes du calcul au début et après lui Bruce Clarke (2) ont posé, les indications de l'incision exploratrice.

« Elle est indiquée toutes les fois que la persistance à longue durée d'une douleur rénale intense s'accompagne de fréquence de miction et de l'émission intermittente d'urines sanglantes avec un peu de pus, alors que rien dans la vessie, rien dans la prostate ne peut expliquer ces signes.

1° L'hématurie et la purulence des urines, en l'absence de toute lésion des voies urinaires inférieures ne suffit pas : il faut la douleur, et la douleur rénale avec irradiation dans l'aine et jusqu'au testicule.

2° La douleur seule, quand elle est persistante ou paroxystique,

(1) Morris. *Brit. Med.J.*, 1885.
(2) Bruce Clarke. *Med. Society*, mars 1887.

s'accompagne de sueurs, de nausées, de vomissements, suffit à légitimer l'exploration.

3° Quand les signes précédents, douleur, hématurie, pus surviennent chez un malade, dont l'urine est acide, qui mène une vie sédentaire, et qui a des tendances à la goutte, il faut essayer longuement le traitement alcalin avant de faire l'exploration (Morris). »

II. — Il y a tumeur.

Lorsque les malades se présentent avec une tumeur lombaire, pyélite, pyonéphrose ou hydronéphrose il s'agit de savoir si elle est ou n'est pas calculeuse.

Pyélite et pyonéphrose. — La présence du pus dans les urines caractérise parfois elle-même la pyélite simple, indépendamment des signes subjectifs qui l'accompagnent. Dans ses formes les plus légères la pyélite ne modifie pas d'une façon appréciable la forme du rein, et nombre des cas, que nous avons eu précédemment en vue rentrent dans la catégorie des pyélites calculeuses.

Mais dès qu'à la pyélite, ou à la pyélonéphrite s'ajoutent la rétention : la tumeur, ou au moins l'augmentation de volume du rein devient appréciable.

Les antécédents du malade et les conditions dans lesquelles la tumeur s'est développée serviront à peu près seuls au diagnostic du calcul ; l'existence dans le passé du malade de coliques néphrétiques avec expulsion de graviers, la présence maintes fois constatée de dépôts sablonneux dans l'urine, les hématuries répétées, ou des douleurs lombaires continues avec exacerbations, le tout précédant une cause récente d'infection, blennorrhagie, cathétérisme, fera pencher vers l'hypothèse d'un calcul primitif dans une tumeur secondaire.

Mais le calcul reste parfois latent jusqu'au jour de l'infection : les signes de la pyélite se confondent alors avec ceux du calcul et celui-ci serait facilement méconnu, alors qu'inversement on pourrait croire à un calcul qui n'existe pas,

Jacobson une fois fit l'exploration du rein, croyant trouver un calcul dans une pyélite ; des douleurs rénales avec irradiations testiculaires s'étaient, chez son malade, réveillées à la suite d'une blennorrhagie ;

la douleur, la pyurie, la présence dans l'urine de cristaux nombreux d'oxalate de chaux, lui faisaient malgré l'absence d'hématurie supposer la présence d'un calcul dans une pyélite blennorhagique; la pyélite existait en effet, mais sans calcul.

Au dire de Clément Lucas, le pus serait très abondant dans la pyélite simple et les douleurs minimes : dans la pyélite calculeuse au contraire la douleur domine, la suppuratiou est moindre.

On a invoqué encore en faveur du calcul la longueur et la netteté des intermittences de la pyurie, le volume et le développement rapide de la tumeur pyonéphrotique. Mais ces signes ne sont nullement caractéristiques.

D'après d'autres, on pourrait diagnostiquer la présence d'un calcul dans une pyonéphrose d'après la douleur aiguë, subite, lancinante que détermine la recherche du ballottement, douleur bien différente des sensations plus vagues, plus sourdes éprouvées par le malade, lorsqu'il n'y a pas calcul.

On ne devrait pas, toutefois, s'exagérer l'importance de ces signes, qui n'ont qu'une valeur relative. Le diagnostic présente dans la grande majorité des cas les plus sérieuses difficultés, et nulle observation ne peut mieux que celle de Watson, citée par Hallé, montrer la délicatesse de certains cas, des coliques néphrétiques anciennes avec expulsion de graviers et l'évolution au cours d'une crise récente d'accidents d'urétéro-pyélite ascendante, avec tumeur dans le flanc, tout permettait de croire que la tumeur lombaire était d'origine calculeuse; la pyélite pourtant existait sans calcul.

Lorsque daprès les antécédents d'un malade on voit apparaître, peu d'années après une infection ascendante quelconque, les accidents de lithiase, ou les signes de calcul, on est autorisé à diagnostiquer un calcul secondaire dans un rein anciennement altéré. Sur un malade observé par Hartmann, une blennorrhagie existait seule comme cause possible d'infection; et c'est à la suite que le malade, quelques années après, avait éprouvé des coliques néphrétiques; c'est dans les mêmes conditions, que nous étions autorisés à diagnostiquer une lithiase rénale secondaire chez le malade calculeux du rein droit, et lithiasique des deux reins, qui fait le sujet de l'observation III : les coliques néphrétiques avaient apparu plusieurs années après une blennorrhagie; lors de ces premières coliques, la malade rendait déjà du pus dans les urines avec ses graviers. Il était dès lors très plausible de regarder la blennorrhagie, comme la cause première de l'infection, et de la formation de calculs, que l'analyse a montrés phosphatiques et secondaires.

Chez la femme, il est toujours ou à peu près impossible de retrouver la source de l'infection; celle-ci s'établit insidieusement et évolue de même; et il devient dès lors très difficile de rétablir avec l'histoire de la malade la succession des événements.

Hydronéphrose. — La pyurie caractérise la pyonéphrose; mais lorsqu'elle manque, le diagnostic reste difficile entre la pyonéphrose et l'hydronéphrose. En règle générale, l'absence totale de réaction inflammatoire, l'évolution insidieuse ou brusque à la suite d'une colique néphrétique, la fluctuation, ou mieux une tension extrême caractérisent l'hydronéphrose calculeuse. Mais la ponction exploratrice et l'examen du liquide permettront seuls d'établir le diagnostic. Nous savons combien elle est rare en réalité, et comment vite elle se transforme en pyonéphrose.

Il n'est aucun moyen sûr de diagnostiquer par les symptômes ou les antécédents du malade la nature et l'origine calculeuse d'une hydronéphrose ; on ne peut formuler à ce sujet que des probabilités, lorsque par exclusion on ne trouve aucune autre cause pour expliquer le développement de la tumeur. Toutefois, comme le calcul peut s'arrêter en un point de l'uretère, l'exploration du conduit pourra quelquefois fournir des renseignements importants pour l'intervention.

Qu'il s'agisse d'hydronéphrose ou de pyonéphrose, il est utile pour le chirgien de savoir si l'uretère est perméable et si le tissu rénal fonctionne encore. On pourra se renseigner sur ce point en employant le moyen ingénieux dont M. Chauffard (1) s'est servi sur une de ses malades. En donnant à prendre au patient à l'intérieur un médicament quelconque, iodure de potassium, salicylate de soude, qui s'élimine normalement par le rein, on devra retrouver cette substance avec de l'urée dans le liquide de la ponction, si le filtre rénal n'est pas totalement supprimé quant à son fonctionnement. Quant à la perméabilité de l'uretère, elle sera démontrée si une matière colorante injectée dans la poche se retrouvait ensuite dans la vessie.

(1) Chauffard. *Soc. méd. des hôp.*, 8 mai 1885.

III. — Diagnostic de l'anurie calculeuse et des calculs de l'uretère.

De toutes les complications déterminées par les calculs du rein ou de l'uretère. la plus pressante, celle qui demande le diagnostic le plus urgent, est sans contredit l'anurie. Pour que l'intervention chirurgicale devienne curative, et efficace, il faut que le diagnostic soit précoce et précise la nature et l'origine calculeuse de l'anurie, et le siège de l'obstacle au cours de l'urine.

Les antécédents du malade, et les conditions dans lesquelles est survenue l'anurie permettront dans la majorité des cas, de dire si elle est calculeuse, et c'est à l'exploration attentive et soignée du malade, que l'on devra demander de préciser, si possible, le siège de l'obstacle.

Le plus souvent l'anurie calculeuse survient dans les conditions suivantes : un malade a eu dans son passé des crises avérées de colique néphrétique. A la suite d'une crise récente, dont les caractères et la localisation sont encore très présents à l'esprit du malade, les urines se sont supprimées. Ces conditions, lorsqu'elles se trouvent réunies sur un malade, permettent à la fois de distinguer l'anurie calculeuse, de l'anurie hystérique, de l'anurie goutteuse, de l'anurie des néphrites ; elles indiquent en même temps le côté de l'obstacle, et fournissent au chirurgien une première indication indispensable. Il en fut ainsi dans les cas opérés par Lucas-Championnière (1), par Ralfe et Godlee (2), par Mollière (3), par Kirkham (4). Le diagnostic sera d'autant confirmé, si l'on trouve dans le flanc, du côté où le malade a éprouvé les dernières douleurs, ou une douleur persistante provoquée par la pression sur le rein ou sur le trajet de l'uretère, ou une tumeur lombaire, de date et d'apparition récentes. La raison de l'anurie s'explique facilement par une oblitération calculeuse, l'autre rein était supprimé anciennement par ses lésions ou récemment par le réflexe.

Mais d'autres fois, l'anurie débute brusquement en pleine santé,

(1) Lucas-Championnière. *France médicale*, 26 avril 1888.
(2) Ralfe et Godlee. *Clin. Soc. of London*, 22 feb. 1889.
(3) Mollière. *Lyon médical*, 15 fév. 1885.
(4) Kirkham. *The Lancet*, 16 mars 1889.

sans aucun phénomène douloureux dans le passé ou dans le présent, qui puisse révéler l'existence des calculs dans l'un des reins ou dans les deux. Dans un cas observé par Pousson (1), il en était ainsi, et on conçoit, de quelle difficulté se trouve entouré le diagnostic de l'anurie calculeuse ; le malade se rappelait bien avoir autrefois éprouvé des douleurs rénales, mais il ne se rappelait plus de quel côté.

Le chirurgien n'a plus dès lors à sa disposition que l'exploration du malade, qui, dans un cas comme dans l'autre, lui donnera, grâce à certains procédés spéciaux, des indications sur le siège de l'obstacle urétéral.

1° *Le palper de l'uretère* à travers la paroi abdominale ne peut donner de renseignements que sur la partie du conduit qui s'étend du bassinet au détroit supérieur. La sensation d'une induration limitée, une douleur sourde et réveillée par la pression, tels sont les indices d'un calcul urétéral. toutefois, comme le fait remarquer M. Le Dentu, il ne faut pas oublier que l'uretère enflammé est plus sensible au niveau du détroit supérieur, parce qu'on le comprime sur un plan résistant.

2° *La palpation intra-pelvienne* de l'uretère devra toujours être pratiquée chez l'homme comme chez la femme.

Chez l'homme, le toucher rectal, mieux que l'introduction de la main dans le rectum par le procédé de Simon, a permis souvent de trouver un calcul dans la portion de l'uretère. Rawdon (2) sur un enfant de six ans trouva sur le côté gauche de la paroi rectale, un corps solide, fixé et immobilisé ; il crut à un calcul, et l'autopsie montra en effet l'uretère gauche oblitéré à ce point par un calcul entouré de masses calcaires. Comme dans la portion abdominale, l'induration et la sensibilité de la périurétérite pourraient induire en erreur, et faire croire à l'existence d'un calcul ; il en fut ainsi sur le malade de Guillet.

Chez la femme, l'exploration par le vagin fournira les mêmes renseignements, que le toucher rectal chez l'homme. Morris (3) de cette façon sentit sur une de ses malades, un calcul enclavé dans la partie tout à fait terminale de l'uretère ; il put l'extraire par la vessie.

(1) POUSSON. *Journal. méd. de Bordeaux*, 1889, p. 477.
(2) RAWDON. *Brit. med. J.*, feb. 1 1879.
(3) MORRIS. *Amer. J. of the med. Sc.*, t. LXXXVII, 1884.

3° *Le cathétérisme des uretères* ne peut être employé que chez la femme ; malgré les perfectionnements récents de son application, il semble difficile que ce procédé d'exploration soit vulgarisé. Nous en dirons tout autant du procédé d'aspiratiou urétérale employé par Reginald Harrison dans plusieurs cas : il consiste à remplir la vessie d'eau tiède, et à l'y maintenir dans une forte pression à l'aide de l'un des appareils utilisés dans la lithotritie. Le liquide, d'après Harrison, passe dans les uretères et les bassinets, et produit une dilatation des conduits, qui facilite la descente du calcul oblitérant. Il s'appuie pour poser ces affirmations sur les sensations de ses malades, et la chute dans le réceptacle de l'aspirateur des calculs de l'uretère. L'auteur pense que dans certaines conditions la pression du liquide intra-vésical peut arriver à mettre en défaut le mode d'abouchement des uretères dans la vessie. Il n'est pas besoin de faire remarquer combien ce procédé, en opposition avec tous les enseignements de la physiologie de l'uretère et de la vessie, doit être accepté avec réserve ; les seules sensations des malades ne peuvent aucunement modifier une conviction, basée sur les données de l'expérimentation !

4° L'insuffisance ou la difficulté des moyens précédemment indiqués pour l'exploration de l'uretère a engagé les chirurgiens à pratiquer des *opérations sanglantes* pour arriver à se rendre un compte exact de l'état de l'uretère.

La cystotomie vaginale a été pratiquée par Emmet, par Bozemann, pour faciliter le cathétérisme des uretères. Bozeman a vanté dans l'anurie la kolpo-urétéro-cystotomie, qu'il a préconisée comme moyen de laver l'uretère et le bassinet, dans les affections suppurées des voies urinaires supérieures.

La taille hypogastrique a été préconisée dans le même but, de pouvoir chez l'homme cathétériser les uretères.

Nous croyons ces opérations inutiles dans la grande majorité des cas ; dans l'anurie, l'intervention pour être efficace doit être précoce et hâtive, et le chirurgien perdrait un temps précieux à pratiquer quelques-unes des opérations que nous venons d'indiquer. Mieux vaut de suite avoir recours à une opération, qui peut être à la fois exploratrice et curative.

S'il existe un calcul dans l'extrémité inférieure de l'uretère, ce calcul sera toujours senti au toucher vaginal ou au toucher rectal : et pour l'extraire, seront entreprises quelques-unes des opérations spéciales que nous étudierons dans le prochain chapitre.

Ou bien l'exploration de la partie inférieure n'a rien révélé qui puisse faire supposer la présence d'un calcul : dans ce cas, on doit sans tarder pratiquer l'incision lombaire, du côté où les douleurs anciennes ou récentes, spontanées ou provoquées, avec ou sans tuméfaction du rein permettent une localisation même approximative. Cette incision sera exploratrice pour le rein, et pour la partie supérieure de l'uretère ; elle peut devenir curative en permettant d'enlever le calcul et, dans tous les cas, elle permet de créer une fistule lombaire, et de parer ainsi à la gravité imminente des accidents.

CHAPITRE V

DE LA THÉRAPEUTIQUE CHIRURGICALE DES CALCULS DU REIN ET DE L'URETÈRE

On trouve jusque dans les temps les plus reculés de l'histoire de la chirurgie des opérations, faites sur le rein, et dont le résultat fut l'évacuation d'une collection purulente et l'extraction d'un ou de plusieurs calculs. Tous ces faits, comme ceux postérieurs de Mézeray, concernant le franc-archer de Meudon, de Richieri (1516), de Cardan (1557), de Bayrs, de Fernels, ne sont probablement que des phlegmons périnéphrétiques, sans néphrotomies vraies. Hévin (1), dans un travail qui fait époque dans l'histoire de la chirurgie rénale, rapporte cependant quelques exemples avérés d'opérations pour pierres rénales, et Laffitte (2), quelques années avant lui, avait déjà communiqué à l'Académie royale de chirurgie quelques observations analogues. Mais tous ces faits n'ont qu'un intérêt purement historique.

La période moderne commence en 1870, époque à laquelle Durham (3) pratiqua la néphrotomie sur une malade qu'il croyait atteinte de néphrite calculeuse ; le rein fut trouvé sain. La même année Moses Günn à Chicago, Bryant et Callender pratiquent à nouveau des néphrotomies pour calculs sur des reins abcédés. Leur exemple fut suivi, et les cas de néphrotomies pour pyonéphroses calculeuses ne se comptent plus.

Toutefois, on n'avait encore jamais pratiqué, de propos délibéré, l'incision du rein sain pour en extraire un calcul. Les conseils et les tentatives d'Annandale (4) et de Smith en 1869, étaient restés sans

(1) Hévin. Recherches historiques et critiques sur la taille du rein. *Mém. Ac. roy. de chirurgie*, 1787.

(2) Laffitte. *Id.*, 1753.

(3) Durham. *Med. Times*, 1870, t. I, p. 182.

(4) *Edinb. med. J.*, 1869.

résultats : les opérations d'Annandale en 1875, de Lente et Barbour étaient restées infructueuses ; on n'avait pas trouvé de calcul. C'est en 1880, le 11 février, que Morris (1) tenta pour la première fois et avec un plein succès l'ablation d'un calcul à travers un rein non suppuré. Le malade guérit rapidement ; le succès était encourageant pour l'avenir. L'exemple fut suivi de tous côtés, en Angleterre, en Amérique, en Allemagne, et dès 1881 M. Le Dentu (2) pratiquait le premier en France la néphrolithotomie.

Depuis cette époque la chirurgie du rein, en ce qui concerne les calculs du rein et leurs complications a chaque jour étendu ses limites. Les documents assemblés par Brodeur, en 1886, dans sa thèse, par Morris, par Bruce Clarke, par Newmann, par Dickinson, par Gross en sont la preuve : nous avons cherché à réunir la plus grande partie des observations intéressantes, afin d'appuyer sur des statistiques la valeur de leur application et de préciser certains points de leur technique.

L'uretère a bénéficié pour son compte de la nouvelle impulsion imprimée à la chirurgie rénale : et l'on peut dire aujourd'hui que les calculs arrêtés dans l'uretère ne sont plus au-dessus des ressources de la chirurgie. Les recherches de Poggi (3), les expériences de Tuffier (4) sur l'urétérotomie ont à ce point de vue rendu grand service à la technique opératoire des incisions de l'uretère, et tout dernièrement la science s'est enrichie de faits cliniques, peu nombreux il est vrai, mais suffisants pour montrer l'efficacité de l'urétérotomie appliquée aux calculs de l'uretère.

En présence d'un calcul du rein, le chirurgien dispose de deux méthodes, la néphrectomie, qui a pour but l'extraction du rein, la néphrolithotomie, qui a pour but l'extraction des calculs avec conservation du rein. Contrairement à Morris, mais conformément à M. Le Dentu, nous entendons par néphrolithotomie toute opération ayant pour but l'extraction d'un calcul, que le rein soit sain ou atteint de lésions graves.

Dans la pratique, chacune de ces méthodes opératoires trouvera

(1) Morris. A case of nephrolithotomy. *Clin. Soc. Trans.*, 1881.
(2) Le Dentu. *Bull. thérapeut.*, 1881.
(3) Poggi. *Arch. ital de biol.*, 1887.
(4) Tuffier. *Chirurgie des reins et de l'uretère*, 1889.

des indications et contre-indications variables pour chacune, suivant certaines circonstances qu'il importe de distinguer.

I. — Indications et contre-indications.

1° CALCUL DANS UN REIN SAIN OU DE DIMENSIONS NORMALES

La série des lésions, qui finissent à la longue par se développer dans le rein calculeux suffit à prouver que l'intervention chirurgicale doit être précoce, si l'on veut conserver au malade tout ou partie de son rein. Mais si l'intervention a beaucoup plus de chance d'être efficace par sa précocité, le diagnostic en revanche n'est pas facile à établir lorsqu'il n'y a pas eu participation du rein ; et nous avons vu plus haut avec les difficultés du diagnostic d'après les seuls signes fonctionnels, les conditions qui pouvaient légitimer une incision exploratrice hâtive.

Cette incision précoce, hâtive est conseillée par presque tous les chirurgiens ; quelques-uns, Dickinson (1) entre autres, se basant sur la multiplicité des erreurs de diagnostic engagent à n'intervenir que lorsque la pyurie, en l'absence de toute augmentation de volume, de toute modification de la consistance prouvera avec l'hématurie, la douleur, ou les graviers dans l'urine l'origine rénale des signes, et l'altération commençante du parenchyme. Newmann (2) s'élève à juste titre contre cette expectative exagérée « parce que le chirurgien ne doit pas seulement sauver la vie de son malade, mais encore préserver de la destruction les tissus sécréteurs de l'organe atteint ».

Il faut donc inciser de bonne heure, d'autant plus que l'incision sera le premier temps de l'ablation du calcul, et restera sans inconvénients, s'il y a erreur.

De l'incision exploratrice. — Trois méthodes différentes conduisent à l'exploration du rein (Récamier) : l'incision lombaire, la voie abdominale et la voie latérale.

La *voie latérale*, préconisée par Bruce Clarke (3), Kœnig (4), a été suivie, une fois par M. Championnière ; si elle convient à certains cas

(1) DICKINSON. *Loc. cit.*
(2) NEWMANN. *Loc. cit.*
(3) BRUCE CLARKE, cité par RÉCAMIER, p. 56.
(4) KŒNIG, cité par HEYDENREICH. *Sem. méd.*, 6 mars 1888.

spéciaux, où l'on peut prévoir une néphrectomie à faire, ou une collection à évacuer, il n'en est plus ainsi dans les cas qui nous occupent, et où le rein a conservé les dimensions normales ; elle doit être formellement contre-indiquée.

La méthode *abdominale*, préconisée par Knowsley Thornton (1), en 1880, consiste à faire une laparotomie, pour explorer de la main introduite dans le péritoine les deux reins successivement. Elle ne peut convenir qu'aux cas où, comme dans celui de Thornton, on ignore absolument lequel des deux reins est malade : elle évite dans ce cas l'inconvénient d'une incision lombaire inutile, mais ne permet toutefois d'apprécier l'état du rein que d'une manière très imparfaite. Ses bénéfices et ses indications restent donc très réservés.

L'*incision lombaire* est la méthode de choix, pour tous les cas où le rein ayant conservé ses dimensions normales, l'opération se réduira à l'ablation des calculs avec conservation du rein. L'incision n'aura été que le premier temps de la néphrolithotomie : et pour celle-ci c'est toujours la voie lombaire, qui présente les plus grands avantages.

A. — *Incision lombaire. — Procédé d'exploration et premier temps de l'opération curative.*

1° Incision des parties molles. — Les divers procédés d'incision cutanée qui permettent le plus facilement d'atteindre le rein sont discutés soigneusement et appréciés par M. Le Dentu et par Récamier : incision verticale de Simon, avec prolongation jusque sur les côtes et sur la fesse (Ollier et Péan) ; incision oblique de Guyon, incision très oblique de Morris et Le Dentu parallèle à la douzième côte, incision de Czerny en dehors de la dernière côte. Ces divers procédés ont été tour à tour employés et préconisés ; ils conduisent tous facilement sur le rein, et le chirurgien doit plus tenir compte dans ce premier temps de l'opération de l'habitude et de ses préférences personnelles. Toutefois, c'est l'incision lombaire oblique, qui semble présenter le plus d'avantage ; elle donne plus de jour, et peut, à la rigueur, se combiner facilement avec les incisions supplémentaires, devenues nécessaires au cours de l'opération. Les différentes couches musculaires et aponévrotiques étant sectionnées, on tombe sur l'atmosphère graisseuse du rein, qu'il faut déchirer du doigt ou au bistouri.

(1) Knowsley Thornton. *Med. Times*, 1885.

2° Exploration du rein mis a nu. — La vue ne peut que très imparfaitement rendre compte de l'état du rein ; toutefois elle suffit à montrer si le volume est normal, ou au contraire s'il est atrophié, ratatiné, déformé, ce qu'en dehors de l'incision exploratrice, la palpation la plus soignée ne peut aucunement donner. L'atrophie du rein ne peut constituer une indication à elle seule de la néphrectomie ; mais si le volume du rein est normal, il s'agit seulement de rechercher et de trouver le ou les calculs. C'est parce que les chirurgiens se sont soustraits à cette obligation d'explorer soigneusement et par tous les moyens recommandés en pareil cas un rein supposé calculeux, que des opérations faites pour calculs ont été infructueuses, et inutiles ; sur 35 opérations de calculs du rein, publiées de 1870 à 1882, réunies dans une statistique de Dickinson (1), nous trouvons sept fois la néphrectomie faite sans qu'il y ait eu de calculs.

La *palpation* du rein est nécessaire ; il ne suffit pas de l'avoir mis à nu, il faut explorer ses deux faces et son hile. Explorer la face postérieure seule ne peut également suffire : la difficulté de fixer le rein, malgré la pression qu'un aide exerce en avant sur la paroi abdominale, rend cette exploration postérieure très incomplète, si le calcul n'a pas fait en quelque sorte hernie jusqu'à la surface du rein, après amincissement de la substance corticale. En dehors de ce cas exceptionnel, la palpation de la face postérieure ne peut indiquer la présence d'un calcul. Il y faut de toute nécessité ajouter l'exploration complémentaire de la face antérieure. Bergmann (2) a essayé de condamner en 1886 cette exploration, en invoquant la difficulté du drainage et le voisinage du péritoine. L'argument est resté sans valeur et Morris (3), aussi bien que M. Le Dentu (4) insistent sur la nécessité d'une exploration minutieuse du rein saisi entre les deux doigts. En saisissant ainsi le rein entre deux doigts, on se rend encore mieux compte des irrégularités de sa consistance, qu'en appliquant sa face postérieure sur le plan résistant du psoas pour n'explorer que sa face antérieure. Des deux faces du rein, les doigts descendent sur le bassinet et jusque sur l'uretère « qui donne, dit Récamier, la sensa-

(1) Dickinson. *Loc. cit.*
(2) Bergmann. *Berl. klin. Woch.*, 16 novembre 1886.
(3) Morris. *Loc. cit.*
(4) Le Dentu. *Loc. cit.*, p. 958.

tion du canal déférent pris à travers les bourses, quoique l'on perçoive très bien que ce canal n'a pas les parois aussi épaisses et qu'il s'aplatit ».

Lorsqu'il existe un calcul on sent une résistance qui ne peut tromper, si le calcul est dans le bassinet. Il en est de même s'il est dans un calice et volumineux ; la différence de résistance, que les doigts rencontrent sera l'indice de la présence du corps étranger.

Toutefois, la palpation ne suffit pas ; dans certains cas, on voit lorsque le calcul volumineux est moulé sur le bassinet et les calices, le rein prendre une consistance dure, uniforme, et qui reste sans inégalités ; sur un rein déposé au musée de la clinique, à Necker, de volume normal, la palpation ne peut aucunement renseigner sur la présence d'un volumineux calcul dans le bassinet, le rein est dur, et les doigts en passant du rein sur le bassinet enveloppé de graisse ne perçoivent aucune différence de résistance. Morris (1) a particulièrement insisté sur ces sensations trompeuses, et les faits cliniques nombreux viennent à l'appui de ses dire. Dans une opération pratiquée par Marcus Beck (2), la palpation bidigitale du rein ne donna aucune sensation d'un calcul, contenu dans le bassinet. Il en fut de même dans les cas opérés par Smith (3), par Kendal Francks (4), par Morris (5). Dans ce dernier malgré plusieurs explorations successives, rien ne fut découvert d'anormal, le rein tout entier était uniformément dur sans qu'il fût possible de trouver une partie plus dure ou plus résistante qu'une autre ; et cependant le rein ayant été enlevé on trouva dans le bassinet un calcul du volume d'une noisette.

Ces quelques exemples suffisent à démontrer l'insuffisance de la palpation immédiate du rein pour découvrir des calculs gros ou au moins de volume moyen, à plus forte raison pour découvrir des petits calculs logés dans les calices ou la substance corticale.

3° Acupuncture (avec l'aiguille ou le trocart). — L'acupuncture complète l'exploration du rein, lorsque la palpation de l'organe n'a rien donné ; elle confirme par le contact de l'aiguille la nature d'un

(1) Morris. *Loc. cit.*
(2) Mc Beck. *Trans. of clin. Soc.*, 1882.
(3) Smith. *Brit. Med. J.*, 1885, p. 895.
(4) Francks. *Brit. Med. J.*, 1888, p. 685.
(5) Morris. *Med. Surgical soc. Tr.* 1885, p. 67.

point induré du rein, mais cette exploration doit être pratiquée d'une façon méthodique, pour ne pas rester inutile en agissant au hasard. M. Le Dentu trace de la ma nière suivante la règle à suivre dans les ponctions du rein : « on doit d'abord faire une série de piqûres sar le bord convexe du rein mis à nu, à environ un centimètre ou un centimètre et demi de profondeur. Si ces premières piqûres restent sans résultats, il faut en faire deux autres séries verticales sur la face postérieure du rein, espacées à peu près comme les premières, dans la même direction mais en enfonçant l'aiguille de moins en moins à mesure qu'on approche du bassinet. L'exploration de ce dernier ne doit se faire qu'après qu'on s'est assuré de la situation exacte de l'artère et de la veine rénales » (1).

Si la pointe de l'aiguille rencontre un calcul, il n'y a qu'à aller à sa recherche par l'un des procédés que nous verrons ; mais si l'aiguille ne vient buter contre aucun corps étranger, faut-il prolonger cette exploration ? Dans quelques cas, il a fallu un grand nombre de ponctions pour arriver à un résultat positif : dans une observation de Bennett May (2) entre autres, les trente premières piqûres restèrent négatives. Il n'y aura pas lieu de multiplier, croyons-nous, outre mesure ces fonctions, parce qu'il faut toujours en venir à l'incision du rein ou à l'exploration des calices dans tous les cas, où la persistance et la netteté des signes fonctionnels a fait supposer l'existence d'un calcul. De ce qu'on ne trouve pas le corps étranger à l'acupuncture, on ne doit jamais en conclure qu'il n'existe pas : Tilmanns (3), en 1887, Morris (4), en 1885, Francks (5), en 1888, ont trouvé à l'incision du rein des calculs, que l'acupuncture avait laissés méconnus, et récemment Israël (6) communiquait à la Société clinique de Berlin une observation de calcul dans un rein non abcédé : ni la palpation, ni les ponctions multiples ne lui avaient fait découvrir le calcul, et s'il n'avait eu une confiance absolue dans son diagnostic, il eut abandonné l'incision et renoncé à l'opération. Morris, Bruce Clarke, M. Le Dentu con-

(1) Le Dentu. *Loc. cit.*, p. 601.
(2) Bennett May, in Th. Brodeur, p. 333.
(3) Tillmanns. *Schmidts Jarhbuch*, 1887.
(4) Morris. *Med. Surg. Soc. Tr.*, 1885.
(5) Francks. *Loc. cit.*
(6) Israel. *Brit. M. J.*, février 1890, et *Clin. Soc.*, 12 février.

seillent formellement de ne pas s'en tenir là et de poursuivre l'exploration par l'incision.

4° Incision du bassinet ou du rein. — Deux voies peuvent être suivies pour découvrir les calculs et les enlever, l'incision du bassinet ou pyélotomie, et l'incision du rein ou néphrotomie.

Dans la pyélotomie, on fait une ouverture au bassinet, on introduit par l'ouverture le doigt ou un instrument quelconque ; l'un comme l'autre sert à l'exploration du bassinet d'abord, de chacun des calices ensuite.

En incisant le rein sur son bord convexe, on parvient aussi à ouvrir le bassinet et les calices et à les explorer non moins facilement. Ces deux méthodes différentes ont des partisans ; chacun a une façon spéciale de procéder.

Morris, Belfied, conseillent l'incision du rein ; les plaies du rein guérissent plus facilement que celles du bassinet, c'est déjà une raison suffisante. De plus, à travers l'incision rénale, le doigt peut plus facilement explorer les calices et le bassinet. M. Le Dentu adopte cette manière de voir et conseille une large incision du bord convexe du rein.

Bruce Clarke (1) et Lloyd (2), au contraire, préfèrent l'incision du bassinet, et voici leurs manières de procéder.

Bruce Clarke se sert d'une sonde en gomme très coudée, terminée par un bouton de porcelaine et l'introduit à travers une petite incision faite à la partie postérieure du bassinet ; il se sert de cette sonde pour explorer un à un tous les calices. Et pour se rendre un compte exact de la précision avec laquelle se fait son exploration, il fait l'expérience suivante. A une bougie à boule ordinaire, il adapte une extrémité de porcelaine, comme une sonde de Nélaton. Il trempe cette sonde dans une solution de nitrate d'argent, et après avoir découvert le rein par une incision dans le flanc et avoir bien lavé son intérieur avec une solution de chlorure de sodium, il introduit dans le bassinet la sonde flexible et cherche à la porter dans les différents calices. Tous les points où la sonde pénètre deviennent laiteux, par formation de chlorure d'argent, et quand le rein est ensuite extrait et ouvert,

(1) Bruce Clarke. *Loc. cit.*

(2) Lloyd. *The Practitioner*, 1887.

on voit que l'exploration a atteint presque tous les calices et toutes les portions du bassinet. Il a fait cette expérience et toujours avec le même résultat.

Lloyd (1) a une manière de procéder un peu différente. Au lieu de pénétrer dans le bassinet à travers une incision de sa paroi, il fait une ponction à l'extrémité inférieure du rein et cherche à pénétrer dans le calice le plus inférieur avec une sonde d'enfant, métallique et d'un modèle spécial : « à la résistance de l'instrument, le chirurgien apprécie très bien si le bec de l'instrument est fixé dans un conduit ou libre dans une cavité. » Il explore ensuite avec la sonde le bassinet tout entier, les calices, l'uretère.

L'incision de Lloyd se réduit, en somme, à une incision d'un calice ; et l'ouverture lui permet de faire à travers ce calice une exploration du bassinet et des autres calices : l'incision du rein n'a dans le cas actuel qu'une minime importance.

Parmi les auteurs, qui recommandent encore l'exploration par le bassinet, nous citerons Edw. Otis (2), qui, dans un travail lu en 1887 à la Société médicale de Suffolk, a préconisé les avantages de l'incision et de la suture du bassinet, et Herczel (3) qui, s'appuyant sur les résultats et la pratique de Czerny, conclut aussi à l'incision du bassinet. Bergmann et Hans Schmidt (4) partagent aussi la même manière de voir et suivent la même pratique.

Deux considérations doivent guider dans l'appréciation de cette question de l'exploration du rein calculeux par la substance rénale ou par le bassinet : on doit se baser et sur la facilité plus ou moins grande, que chacune de ces méthodes doit donner, et sur les résultats opératoires qui s'observent à la suite.

a) *Incision du bassinet.* — L'incision du bassinet convient aux cas où, à l'exploration, un calcul est facilement senti dans sa cavité : à ce point de vue, il ne saurait y avoir d'hésitation, la paroi est incisée sur le corps étranger, et la suture sera faite ensuite avec quelques points de catgut, comme notre maître, M. Poirier, l'a fait le premier, je crois, en France, sur une malade dont il a bien voulu nous donner l'observation.

(1) Lloyd. *Loc. cit.*, et *New-York med. J.*, 31 déc. 1887.
(2) Edw. Otis, cité par Robineau-Duclos, p. 9.
(3) Herczel. *Therapeutische Monatschrifte*, 1887.
(4) *Berlin. klin. Woch.*, 1888.

Mais lorsque l'exploration digitale n'a rien démontré d'anormal dans la cavité du bassinet, vaut-il mieux, pour la recherche du calcul dans les calices, inciser le bassinet ou le rein.

Les dimensions des branchements du bassinet ne permettent pas à l'état normal une exploration méthodique et complète avec le doigt : il faudra donc alors s'en rapporter à des instruments d'exploration qui n'auront ni la souplesse, ni la sûreté du doigt. Et, malgré les expériences citées de Bruce Clarke, nous admettons difficilement que l'instrument puisse toujours, et dans tous les cas, explorer sans exception toutes les anfractuosités de la cavité des tubes ramifiés. Le procédé de Lloyd nous semble tout aussi hasardeux, et nous nous demandons comment Lloyd pourrait, par son procédé, explorer le calice le plus supérieur, dans le cas possible, fréquent même, où la division du bassinet commencerait à l'uretère. L'exploration du bassinet par le bassinet, et à plus forte raison des calices est praticable, mais ne présente aucune certitude, aucune garantie, et les conclusions que nous formulerons sont conformes à celles de Torrey (1).

Une autre objection, non moins sérieuse, peut être faite à l'exploration par le bassinet. Comment reconnaître la présence d'un calcul enkysté dans la substance même du rein ; une incision du rein le mettrait facilement à découvert. Cette considération suffirait à elle seule à légitimer l'incision du rein, comme de beaucoup préférable à l'exploration par le bassinet.

Les observations d'opérations incomplètes, d'opérations ou le chirurgien a laissé dans le rein un ou plusieurs calculs ne peuvent rien prouver pour ou contre l'incision du bassinet. Ces opérations incomplètes concernent aussi bien des cas de pyélotomies que des néphrotomies ; ce n'est pas la méthode qu'il faut incriminer, mais le défaut de son application.

En dehors des pyonéphroses, nous ne trouvons que cinq opérations sur reins sains, qui soient restées incomplètes ; ce sont celles de Berkeley Hill (2), de Dickinson (3), de Thornton (4), de Pick (5),

(1) Torrey. A case of nephro-uretero-lithotomy. *Americ. J. of the med. Sc.*, t. XCVII, 1889, p. 579.

(2) Berkeley Hill. *Lancet*, 1888.

(3) Dickinson. *Brit. med. J.*, 1885.

(4) Knowsley Thornton. *Med. Times*, juin 1885.

(5) Pick. *The Lancet*, 7 janvier 1888.

de Rickmann Godlee (1). Cette dernière concerne un jeune homme de 24 ans, que Godlee croyait atteint de calcul rénal : il fit l'incision lombaire, explora le bassinet après incision et, par son intermédiaire, il ne trouva rien : le malade quelque temps après rendit un petit calcul. L'exploration par le bassinet avait laissé méconnaître un calcul caché dans un calice ou enclavé dans l'uretère. L'opération de Thornton est une pyélotomie lombaire pratiquée après incision abdominale préalable ; il n'y eut aucune exploration. Les trois autres ont été faites par incision du rein ; et, dans les trois cas, le chirurgien s'est contenté d'inciser au niveau du calcul senti par la palpation, il s'est borné, en somme, quel que fut le siège de l'incision à explorer du doigt la cavité occupée par la pierre, sans faire l'exploration méthodique, qui est de rigueur en cette circonstance. Il y a donc eu, en somme, dans ces cas, simplement extraction de calculs, mais non exploration du rein à travers une incision ; et ces quelques faits ne peuvent donc rien prouver contre la valeur de l'incision du rein, comme procédé d'exploration du bassinet.

b) *Incision du rein. Sa valeur. Règles à suivre.* — Pour que l'incision du rein soit acceptée comme règle, il faut que ses inconvénients ne soient pas supérieurs au bénéfice qu'on en veut retirer.

La crainte de l'hémorrhagie ne doit pas arrêter : elle ne sera jamais un danger, si comme le fait et le conseille M. Le Dentu, on incise sur le bord convexe du rein. Morris, au contraire, incise sur la face postérieure obliquement d'arrière en avant et de dehors en dedans : il n'a jamais vu l'hémorrhagie, mais il s'y expose. Les expériences, en effet, et les injections de Tuffier (2) et de Lejars ont précisé quelques détails importants sur la topographie des vaisseaux du rein. Les vaisseaux d'un fort calibre chez l'homme cheminent dans les deux faces de l'organe, où ils sont situés très superficiellement, et où ils pourraient être facilement sectionnés. Mais, comme le fait remarquer Robineau-Duclos (3), l'intervention a été le plus souvent tardive, s'adressant à des organes plus ou moins sclérosés, dans lesquels l'afflux sanguin se trouvait beaucoup diminué par suite de l'atrophie des vaisseaux.

(1) GODLEE. *Practioner*, octobre 1887.
(2) TUFFIER. *Loc. cit*
(3) ROBINEAU-DUCLOS. *Loc cit.*, p. 12.

Dans la région du bord convexe la vascularisation reste minimum et c'est là qu'on a le moins de chance d'avoir une hémorrhagie. Trois faits seulement ont été observés où l'hémorrhagie à la suite d'une incision du bord convexe ait été assez intense pour nécessiter immédiatement la néphrectomie, mais ces trois faits de Sabatier (2), de Mayo Robson (2), de Desnos (3), ne sont rien comparativement au nombre considérable des incisions sans accidents.

Les plaies du rein se réunissent beaucoup plus facilement que celles du bassinet ; la réunion du rein par première intention est un fait bien démontré par les observations cliniques. Toutefois, la cicatrisation en s'opérant entraîne à sa suite quelques lésions, que l'on peut réduire beaucoup en incisant au bord convexe du rein.

L'incision est suivie d'une atrophie irrémédiable des glomérules, consécutives à la section de leurs canalicules excréteurs (Tuffier). Etant donnée la disposition en éventail des éléments du rein, on conçoit qu'une incision faite dans le voisinage du bassinet entraînera une dégénération plus considérable des éléments corticaux. Au contraire l'incision du bord convexe réduira à leur minimum les dangers de l'atrophie ultérieure, étant faite suivant une direction parallèle et non plus perpendiculaire aux canalicules excréteurs. On pourra donc, en suivant cette voie, en cas de lithiase, restituer au rein après l'extraction des calculs son intégrité à peu près absolue (Tuffier).

Les inconvénients de l'incision rénale sont donc bien faibles par rapport aux avantages qu'on en retire ; elle seule permet une exploration minutieuse de l'organe tout entier, et, faite au niveau du bord convexe, elle expose peu à l'hémorrhagie, peu à la sclérose consécutive du rein, mais elle doit être suffisamment longue pour que plusieurs des calices soient ouverts, et conduisent dans ces cavités tubulaires qu'il est nécessaire d'explorer sans exception.

Pour l'incision du rein, il est indispensable, que le rein soit attiré dans la plaie, comme nous l'avons vu faire une fois à M. Le Dentu : cette manœuvre seule permet de faire une incision suffisamment longue et profonde du bord convexe, et capable ainsi d'ouvrir tous les segments du bassinet.

Une hémorrhagie toujours abondante, mais jamais vraiment

(1) Sabatier. *Rev. clin.*, 1889.
(2) Mayo Robsqn. *Brit. Med. J.*, 1887.
(3) Desnos. In Th. Robineau-Duclos, p. 28

inquiétante, sera facilement arrêtée par la compression du pédicule (Tuffier) par l'accolement momentané des lèvres de la plaie (Le Dentu) ou par une irrigation d'eau chaude (Jacobson).

B. — *De l'extraction des calculs. Second temps de la néphrolithotomie.*

La recherche et la découverte des calculs constituent le premier temps de l'opération : leur extraction en représente le second. Si le calcul est dans le bassinet et si l'incision a porté sur celui-ci, l'extraction est facile. Il en est de même si le calcul a été trouvé superficiel, sous une couche amincie du parenchyme rénal. Les doigts suffisent dans ces cas : il n'en sera plus de même si les calculs sont logés dans le fond des calices, leur extraction devient complexe et c'est pour parer aux diverses difficultés de l'extraction dans ces conditions, que M. Le Dentu a fait construire une série de curettes, dont le maniement est soigneusement décrit dans son livre (p. 657).

De la suture. — Que l'incision ait été faite sur le bassinet ou sur le rein, la suture est toujours indiquée, lorsque le rein est sain. Bien qu'elle n'ait été pratiquée aujourd'hui qu'un nombre très restreint de fois, elle doit à l'avenir contribuer beaucoup à la diminution du nombre des fistules. Sur ses deux derniers opérés M. Le Dentu l'a employée, et, sur l'un d'eux la réunion s'est faite immédiate, sans qu'une goutte d'urine ait passé par la plaie. Czerny (1) a fait une fois la suture du bassinet il obtint aussi une réunion immédiate ; il en fut de même sur une malade de Herczel, à qui celui-ci pratiqua l'incision et la suture du bassinet, et sur la malade de M. Poirier.

La suture du rein a le double avantage d'assurer l'hémostase et de donner une réunion complète : elle sera faite au catgut ; et la striction ne sera que modérée, afin de ne pas sectionner le tissu rénal, et de ne pas provoquer comme le fit une fois Tuffier dans ses expériences une atrophie, une sclérose du rein.

C. — *Indications de la néphrectomie d'après les résultats de l'incision exploratrice.*

L'incision exploratrice fournit des renseignements sur l'état du

(1) Cité par Le Dentu, p. 639.

rein, que l'observation clinique est impuissante à donner. Lorsque, l'exploration démontre un rein sain, de volume normal, sans dilatation, sans pyonéphrose, alors même que la présence dans l'urine d'une certaine quantité de pus indique une pyélite lègère, la conservation doit être tentée ; et l'opération doit se terminer comme plus haut nous l'avons indiqué.

Mais lorsqu'on se trouve en présence d'un rein atrophié ou transformé en poche kystique avec une multitude de calculs, la néphrectomie primitive est discutable. Deux *indications* doivent conduire à la néphrectomie, la difficulté ou l'impossibilité d'enlever tous les calculs, et l'inutilité évidente pour l'avenir du parenchyme rénal atrophié.

La difficulté d'enlever tous les calculs suffirait à elle seule : elle se rencontre dans les cas, où le rein ne forme plus qu'une poche, bien que l'organe ait conservé à peu près sa configuration propre et son volume normal ; sur le rein enlevé par M. Monod, il n'y avait plus qu'une vaste poche à parois minces, renfermant un calcul volumineux ramifié, ayant l'aspect d'un corail à branches multiples ; des pierres plus petites étaient disséminées dans la paroi en nombre considérable. L'opération eut été forcément incomplète, et la néphrectomie était indispensable. La même conduite doit-être suivie, si au contraire le rein est atrophié, lobulé, alors même qu'il n'existerait dans sa cavité qu'un petit calcul.

Dans ces cas, il est évident que le parenchyme rénal n'est guère utile au point de vue de la sécrétion, et la néphrectomie ne privera pas le malade d'une voie importante d'élimination. Toutefois, il est de la plus haute importance de savoir qu'un rein très altéré fonctionne encore, et que dans le cas où il est brusquement supprimé, la suppléance fonctionnelle, qui est imposée à l'autre rein, peut ne pas s'établir régulière et suffisante, et l'anurie survenir avec ses conséquences Il en fut ainsi pour le malade de M. Moty : le choc de l'opération, sans doute un réflexe, supprima les fonctions du rein congénère, déjà malade, puisqu'il présentait un petit kyste, et on doit se demander, si avec une opération moins complexe le résultat n'aurait pas été différent, et si l'autre rein ne se serait pas habitué peu à peu à une suppléance devenue indispensable.

D'ailleurs, alors même qu'après l'opération, le rein suffirait pour un temps à la suppléance fonctionnelle, son activité exagérée hâtera sûrement l'évolution des lésions qu'il présente, et conduira ultérieurement à des accidents mortels. Le fait de Clement Lucas (1) confirme cette proposition ; à la suite d'une néphrectomie, l'anurie survint au bout de cinq mois et nécessita une nouvelle intervention, qui d'ailleurs fut heureuse.

La néphrectomie primitive ne doit donc jamais être tentée, tant que l'on n'est pas absolument sûr du rein opposé ; mieux vaudrait au cours de l'intervention s'arrêter en chemin, créer une fistule urinaire, que de s'exposer à des accidents inévitables. La mortalité de la néphrectomie primitive, appliquée à la catégorie de lésions que nous étudions, est considérable ; nous n'avons pu réunir que huit observations et la mort est survenue dans quatre cas.

Dans trois cas, il y avait des altérations concomitantes de l'autre rein, et sur le malade opéré en 1885 par M. Le Dentu (2), le rein droit présenta lui-même au bout de quelque temps des signes de calculs, qui nécessitèrent une nouvelle intervention.

La conclusion de ces faits serait facile à tirer en faveur de la néphrolithotomie simple, au risque d'avoir une fistule persistante. Ce sont les conclusions formulées par Gross, de Philadelphie, dans son travail sur la néphrectomie, elles ont été adoptées par la plupart des chirurgiens au Congrès de 1886 ; elles sont encore défendues dans le travail plus récent de Jacobson (3) « Sur les conditions qui justifient la néphrolithotomie » (1890). Viennent encore à leur appui tous les faits de néphrolithotomies, suivies de guérison, où l'on voit au bout d'un certain temps des symptômes de lésions calculeuses se manifester du côté opposé (4).

2° CALCULS DANS UN REIN ABCÉDÉ ET DE DIMENSIONS ANORMALES

La pyonéphrose calculeuse, étant reconnue, l'intervention chirurgicale s'impose avec plus d'urgence encore que dans le premier cas. Mais les chirurgiens se partagent en deux camps, au sujet de la

(1) CLEMENT-LUCAS. *Clin. Soc. Londres,* 1885.
(2) LE DENTU. *Loc. cit.*, p. 225.
(3) JACOBSON. *Loc. cit.*
(4) LANGE. *Medical News.*, janvier 1886, et PAGE *Royal Soc. med. and chir.* Londres, 1889.

nature de l'opération. La plupart sont partisans de la néphrolithotomie, et de l'extraction des calculs à travers l'incision rénale. Un petit nombre préfèrent la néphrectomie primitive.

Dans une discussion récente à la Société de chirurgie de Londres (1) Morris reniait les préférences qu'il avait jusqu'alors manifestées pour la néphrolithotomie, et se déclarait partisan de la néphrectomie lombaire sans néphrotomie préalable, pour les vastes pyonéphroses calculeuses ou non. Son avis est partagé par Bruce Clarke (2), par Thornton (3), qui condamnent complètement l'incision du rein, et préfèrent la néphrectomie transpéritonéale ; Imlach se rallie également à cette opinion, contrairement à Lawson Tait et à Newmann qui préfèrent la néphrotomie.

En Allemagne, Israël, Czerny, Kuester sont partisans de l'incision rénale. Bergmann (4) au contraire, dont la statistique est particuculièrement heureuse (4 opérations, 4 guérisons), recommande formellement de toujours enlever le rein en totalité et de ne pas se borner à ouvrir les abcès rénaux les uns après les autres.

En France, la question de l'intervention dans les pyonéphroses était à l'ordre du jour au congrès de chirurgie de 1886 ; MM. Trélat, Péan, Lucas-Championnière, Bouilly admettent que la néphrotomie est la méthode de choix dans le traitement des pyélonéphrites suppurées. M. Le Dentu partage la même opinion, en faisant quelques réserves au sujet des altérations très avancées du rein avec adhérences étroites à la capsule adipeuse : il ne pourrait y avoir aucun avantage dans ces conditions à conserver un organe inutile.

Les arguments fournis en faveur de la néphrolithotomie sont surtout relatifs à l'état de l'autre rein. La difficulté de se rendre un compte exact de l'état du rein supposé sain, est déjà une raison suffisante, pour ne pas se décider d'emblée pour la néphrolithotomie sans avoir préalablement pratiqué quelques-unes des interventions, qui doivent fournir des indications à ce sujet. Et, d'ailleurs, alors même qu'au moment de l'opération le rein opposé serait sain ou relativement sain, dans la suite il peut s'altérer à son tour et enlever au malade la seule

(1) *Brit. Med. J.*, 10 novembre 1889.
(2) Bruce Clarke. *Loc. cit.*
(3) Thornton. *Soc. roy. med. and. surg.* Londres, 26 fév. 1889.
(4) Bergmann. *Berl. klin. Woch.*, 12 janv. 1885.

source d'élimination qui lui reste. A côté du fait de Clement Lucas, nous trouvons l'observation récemment publiée par Shepherd (1) d'une malade, qu'il avait opérée en 1885 par la néphrectomie d'une pyélo-néphrite calculeuse. Jusqu'à la fin de 1888, elle n'avait été nullement malade ; à cette époque, elle commença à présenter des signes de suppuration du rein pour lesquels elle refusa toute intervention nouvelle ; elle mourut au mois de mai dernier (1890). A l'autopsie on trouva le rein droit transformé en une poche fluctuante, contenant du pus et des calculs : l'uretère était oblitéré par un calcul. Si la malade n'avait pas été antérieurement privée de son rein gauche, même avec une fistule il lui restait une chance de survie.

A côté des avantages de la néphrolithotomie, il convient de signaler ses inconvénients ; ils tiennent surtout à la persistance d'une fistule urinaire ou purulente.

Cette conséquence de l'incision rénale expose à une nouvelle opération pour l'avenir, à la néphrectomie secondaire : dès lors pourquoi ne pas pratiquer dès le début une opération qui deviendra indispensable dans la suite.

C'est là un des grands arguments que l'on puisse formuler contre la néphrolithotomie ; mais cependant la statistique montre que, malgré sa fréquence, la fistule n'est pas constante, et qu'elle peut guérir spontanément à la longue. De plus, l'inconvénient d'une fistule, même persistante pour l'avenir, n'est rien en comparaison du danger que fait courir au malade la néphrectomie, si l'autre rein n'est pas absolument indemne. Avec la néphrolithotomie, l'anurie n'est pas ou est moins à craindre : le rein opposé s'habituera au fonctionnement nouveau qui lui est imposé, on pourra plus facilement l'observer, et se décider, s'il y a lieu, pour la néphrectomie secondaire. Si, par malheur, l'autre rein devient malade, toute opération radicale deviendra impossible sans doute, et le malade gardera sa fistule. On vit avec une fistule et un autre rein malade ; avec un seul rein altéré, la vie n'est pas de longue durée.

On reproche à la néphrolithotomie les opérations incomplètes, fréquentes dans les pyonéphroses, plus encore que dans les opérations pour reins sains. M. Guyon (2) a, dans une clinique, en 1887, insisté sur ces faits et, rappelant les observations incomplètes de Lucas-Cham-

(1) Shepherd. *Med. Record.* New-York, 2 août 1890.

(2) Guyon. De la taille rénale. *Ann. génit.-ur.*, 1887.

pionnière (1), de Le Fort (2), de Nicholson (3), de Ollier (4), de Elder (5), de Croft (6), il mentionnait à propos d'un fait personnel une particularité anatomique, propre à certaines pyonéphroses. « La forme générale du rein se trouve notablement modifiée. L'augmentation de volume dont il est devenu le siège a déterminé l'incurvation de ses deux extrémités, qui tendent à envelopper dans une demi-circonférence toute la région du bassinet. L'organe s'incurve et prend la forme en fer à cheval. »

Cette disposition spéciale, sur laquelle insiste notre maître, s'explique aisément, par l'incurvation vers le hile des deux extrémités du rein, sous l'influence de l'augmentation de volume de la portion inter médiaire.

A côté des opérations incomplètes, rapportées plus haut, nous en signalerons plusieurs autres publiées depuis 1886. Herczel (7), Shepherd (8), Morris (9), dans deux cas, Kümmel (10), Havard (11), Lauenstein (12), Chavasse (13), Jenner Verall (14), Godlee (15), ont opéré par l'incision des pyonéphroses ou des pyélonéphrites, et l'opération a laissé méconnus dans le rein ou l'uretère, des calculs qui furent plus tard ou expulsés par le malade, ou trouvés lors de la néphrectomie secondaire, ou de l'autopsie. Mais, dans tous ces faits, l'exploration du rein n'a pas été faite avec le soin désirable : on s'est borné à inciser le rein sur un calcul saillant, sans que l'exploration minutieuse ait été poursuivie jusqu'aux extrémités, comme le conseille M. Guyon, et dans toutes les loges secondaires, suivant les préceptes qu'il a formulés.

Ces faits ne prouvent donc rien contre le principe même de l'opé-

(1) Lucas-Championnière. In Th. Brodeur, 1886, p. 352.
(2) Le Fort. *Loc. cit.*, p. 364.
(3) Nicholson. *Brit. med. J.*, sept. 1885.
(4) Ollier. *Rev. chirurgie*, 1883, p. 898.
(5) Elder. *The Lancet*, 1885, p. 196.
(6) Croft. *The Lancet*, 1886, p. 589.
(7) Herczel. *Wiener med. W.*, 17 décembre 1887, p. 1062, obs. III.
(8) Shepherd. *Med. News.*, April 23 1887.
(9) Morris. *The Lancet*, 1888, 16 juin, p. 1062.
(10) Kummel. *Centralb. f. Chir.*, 1890, p. 329.
(11) Havard. *Transact. of Clin. Soc.*, 1882, p. 117.
(12) Lauenstein. *Deutsche Mediz. Woch.*, 1887, n° 26, p. 568.
(13) Chavasse. *The Lancet*, 1887.
(14) Jenner Verall. *The Lancet*, février 1888.
(15) Godlee. *The Practitioner*, 1887.

ration ; d'ailleurs, dans certaines circonstances, la néphrolithotomie devient une opération de nécessité, la néphrectomie étant rendue impossible par les adhérences avec les organes voisins, la veine cave l'aorte et le péritoine : tels les faits de Billroth, de Braum où la mort survint par hémorrhagie au cours de l'opération ; sur une pièce de M. Guyon, la veine cave adhère si intimement à la pyonéphrose calculeuse, que la néphrectomie eut été absolument impossible. Bureau (1) insiste dans sa thèse sur ces difficultés de l'opération, et conclut avec M. Guyon en faveur de la néphrotomie et contre la néphrectomie.

La néphrotomie conviendra donc à tous les cas de pyonéphroses sans grand volume, sans destruction totale du parenchyme rénal : pour la technique, les règles seront suivies comme pour la néphrotomie ordinaire, sans que la présence des calculs doive modifier le manuel opératoire, tel qu'il a été précisé par M. Guyon : incision du rein, fils suspenseurs pour fixer les bords de la plaie ; section au thermocautère ou au ciseau, ou déchirure au doigt de toutes les brides, pour ouvrir toutes les cavités, et extraire tous les calculs : et précautions minutieuses dans la suture des couches pour éviter l'inoculation secondaire de l'atmosphère graisseuse. Plutôt que l'imperméabilité de l'uretère, le volume excessif de la tumeur serait la seule indication de la néphrectomie primitive. Ces volumineuses tumeurs, saillantes dans la cavité abdominale, doivent être traitées par la néphrectomie, plutôt par la voie transpéritonéale, que par la voie lombaire. M. Terrier, M. Reclus sur la malade dont il a eu l'obligeance de nous communiquer l'observation l'ont employée deux fois avec succès.

Enfin, entre ces deux extrêmes, conservation et ablation, doit prendre place comme une méthode mixte, la néphrectomie partielle, c'est à-dire l'incision du rein combinée à l'excision de toutes les parties malades et à la conservation des portions saines. Cette opération suppose des lésions limitées ; elle n'a été faite à notre connaissance que 4 fois pour calculs, 2 fois par Morris et une fois par Czerny (2). Le quatrième fait appartient à Kümmel (3) ; il excisa toute la partie supérieure du rein, en empiétant sur le tissu sain, la plaie fut maintenue ouverte

(1) BUREAU. *Traitement chirurgical des pyonéphroses.* Th. in. Paris, 1889.
(2) Cité par HERCZEL. *Wiener med. Wochens*
(3) *Centralb. für Chirurgie*, 1890.

par des sutures à la peau, on avait enlevé environ le tiers de l'organe. Il ne s'écoula jamais une seule goutte d'urine par la plaie ; et la malade fut parfaitement guérie, à part deux petits calculs laissés sans doute dans le rein et dont l'expulsion détermina des coliques néphrétiques quelques temps après.

L'exemple est encourageant, il ne doit convenir qu'aux cas de lésions partielles ; ce sont les plus rares.

Jusqu'ici nous n'avons rien dit de l'hydronéphrose ; la rareté de l'hydronéphrose calculeuse ne permet pas de discuter la valeur des moyens thérapeutiques à employer. La plupart des indications de la néphrolithotomie se retrouvent pour l'hydronéphrose les mêmes que dans la pyonéphrose. Les deux seuls cas, que nous connaissions sont ceux d'Antona et de Steavenson et Butler Smith (1). D'Antona a fait la néphrectomie, son malade a guéri ; Steavenson a incisé le rein et extrait le calcul, une hémorrhagie mortelle emporta le malade au bout de quelques jours.

3° DE L'INTERVENTION DANS L'ANURIE ET LES ACCIDENTS PROVOQUÉS PAR LES CALCULS DE L'URETÈRE

L'histoire de l'intervention dans l'anurie calculeuse et les calculs de l'uretère est de date relativement récente. La première opération remonte à 1882 : Thelen (2), au 3e jour d'une anurie complète pratiqua sur une malade une incision lombaire, qui mit à découvert la partie initiale de l'uretère : le calcul qui l'oblitérait fut avec de légères pressions ramené facilement jusque dans le bassinet et extrait. La malade guérit. La question vint à l'ordre du jour de la Clinical Society en 1885, à propos d'une observation présentée par Wilmott, Bennett May et Clement Lucas engagèrent formellement à intervenir dans les premières au bout de 48 heures pour enlever le calcul de l'uretère ou créer une fistule lombaire. Clement Lucas, d'ailleurs, avait à cette époque l'occasion de mettre ses principes en application, en pratiquant la néphrotomie lombaire sur une malade anurique, à laquelle il avait quelques mois auparavant enlevé un rein.

(1) *Brit. med. J.*, t. I, p. 179.

(2) THELEN *Centralbl. für Chir.*, 1882, n° 2.

En France, Mollière (1), de Lyon, pratiquait un des premiers, la même opération et Reliquet, en 1886, venait communiquer au congrès de chirurgie, trois opérations pour anurie, non calculeuse il est vrai, mais suivies de guérison. Les opérations se multiplièrent; Bardenheuer, Lange (2), Parker (3), Godlee (4), Israël (5), Lucas-Championnière (1888) eurent l'occasion d'intervenir, de même que plus récemment Kirkham (6), Torrey (7), et un fait tout récent de Twynam (8), est venu démontrer contrairement à ce que disait Morris (9) en 1884, que la portion de l'uretère intermédiaire au détroit supérieur et à la vessie n'est pas inaccessible au chirurgien.

Indications de l'opération. — Lorsque l'arrêt d'un calcul dans l'uretère est constaté sans anurie, il n'y a pas indication immédiate à l'intervention; toutes les ressources du traitement médical doivent être mises à contribution. On doit recourir au massage, aux pressions réitérées et employées cependant avec ménagement et douceur. L'électricité rendrait peut être aussi des services dans ces cas : sur un malade, qui se présentait à la consultation de la clinique à Necker avec des signes qui rendaient probables l'arrêt d'un calcul dans l'uretère, M. Guyon fit appliquer les courants continus ; pendant la séance le malade a senti que « ça passait » et il pissait le lendemain un petit gravier.

Lorsqu'il y a anurie, il y a urgence d'intervenir, dès que l'anurie par sa persistance menace la vie du malade.

L'opération doit être précoce et précéder les phénomènes d'urémie : et comme on ne sait pas, même approximativement, la limite de la tolérance fort variable suivant les sujets, on peut fixer au cinquième jour d'anurie complète l'époque de l'intervention après échec préalable des moyens médicaux. Mieux vaudrait s'exposer à opérer un calcul qui doit s'évacuer spontanément que d'attendre en vain une terminaison heureuse et spontanée.

(1) Mollière. *Lyon médical*, 1885.
(2) Lange. *Med. News*. 1886.
(3) Parker. *Royal Med. and Chir. Soc.*, 1887.
(4) Godlee. *Loc. cit.*
(5) Israel. *Deutsch. med. Woch.*, 1888.
(6) Kirkham. *Lancet*, 1889.
(7) Torrey. *Loc. cit.*
(8) Twynam. *Roy. Med. and. Chir. Soc.*, 1889.
(9) Morris. *Amer. J. of the med. Sc.*, 1884.

Israël (1), conseille d'essayer, avant d'intervenir, l'effet d'une narcose chloroformique profonde et prolongée ; dans le cas, qu'il a opéré, il se demande si la disparition brusque des accidents n'a pas été due plutôt à la chloroformisation qu'à l'ablation des calculs, et fort de cette supposition, il espère que l'anesthésie pourrait à la rigueur supprimer le réflexe. Ce n'est qu'une supposition.

L'intervention suppose un diagnostic précis ; dans la grande majorité des cas, il est impossible d'arriver à un degré suffisant de certitude de par les signes fonctionnels et les antécédents du malade. Dans le cas, signalé par Pousson (2), le sujet n'éprouvait aucune douleur, n'avait aucun signe pour guider le chirurgien : une incision d'exploration devient alors indispensable. L'exploration abdominale, par la laparotomie médiane, ou par l'incision de Langenbuch, est préconisée par Thornton, Lawson Tait ; elle permet d'explorer les deux reins, et les deux uretères ; à ce titre, elle a rendu service à Twynam, qui put ainsi découvrir un calcul dans la partie inférieure de l'uretère droit, alors qu'il supposait l'obstacle à gauche. Cullingworth y a eu recours sur son malade et a pu faire l'ouverture de l'uretère à travers le péritoine et la suture, après l'extraction du calcul. Toutefois, ces procédés, malgré les succès qu'ils ont donnés, semblent bien dangereux, et Israël les condamne formellement.

La taille hypogastrique, pratiquée pour permettre le cathétérisme de l'uretère, est tout aussi condamnable. Mieux vaudrait faire une double incision lombaire, dans le cas où la première n'aurait pas donné le résultat attendu.

Il est rare, d'ailleurs, qu'il soit si difficile de préciser le côté de l'obstacle ; le plus souvent, les accidents récents, douleur, tuméfaction, etc., sont restés localisés d'un côté, et le seul point discutable ou incertain est celui du siège du calcul.

1° *Le calcul est dans la portion pelvienne de l'uretère.* — Si l'exploration attentive du petit bassin, et de ses cavités, rectum, vagin, a révélé la présence d'un point induré, l'opération sera pratiquée chez la femme suivant les règles suivies en 1884 par Morris (3), qui, à travers l'urèthre dilaté, incisa la paroi vésicale sur la saillie du calcul

(1) ISRAEL. *Loc. cit.*
(2) POUSSON. *Loc. cit.*
(3) MORRIS. *Amer. J. of the med. Sc.*, 1884.

mais ne put extraire complètement le corps étranger, mieux vaudrait encore, comme le conseille M. Le Dentu, pratiquer la taille hypogastrique. Ceci (1) sur un homme, et dans un cas analogue, incisa sur l'uretère la paroi du rectum et parvint à extraire un calcul de l'extrémité inférieure. Cette conduite est discutable; le procédé de Morris, chez la femme ou chez l'homme, la taille hypogastrique présentent certainement de plus grands avantages. C'est celui que conseille Tuffier (2) de préférence à la voie périnéale.

2° *Le calcul n'est pas senti dans la portion pelvienne de l'uretère.* — Si malgré une exploration minutieuse, on ne trouve rien du côté du petit bassin, il ne reste plus qu'à faire à la région lombaire une incision qui permette à la fois l'exploration du rein et de l'urètère et l'ablation du calcul.

a) Incision. L'incision lombaire oblique semble beaucoup la meilleure sous ce rapport : elle met à nu le rein et la partie supérieure de l'uretère, elle sera à la rigueur prolongée en bas parallèlement à la crête iliaque et permettra de poursuivre l'uretère jusque dans la portion pelvienne de son trajet.

C'est celle que conseille Israël ; incision commènçant sur le bord antérieur de la masse sacro-lombaire, à un travers de doigt au-dessous de la douzième côte, marchant parallèlement à celle-ci jusqu'à son sommet, se dirigeant ensuite dans la direction du milieu du ligament de Poupart et se recourbant enfin en dedans pour se terminer sur le bord externe du muscle droit. « D'après le siège du calcul, on incisera sur le tiers moyen, le tiers postérieur ou le tiers antérieur du trajet. »

Cette incision est celle qui permet le mieux de se plier aux diverses circonstances : on la commence en arrière, on explore le rein et le bassinet : suivant les besoins, on la prolonge le long de la ligne indiquée, et l'exploration restera extra-péritonéale.

b) Urétérotomie. — Le calcul une fois découvert par l'incision exploratrice sera extrait avec des pinces à travers une incision du bassinet, comme le fit Bergmann pour un calcul obstruant l'uretère à six centimètres au-dessous de son origine.

Deux fois Thelen, et Israël ont eu recours, comme tout dernièrement M. Le Dentu, à un procédé plus simple : par des pressions légères

(1) Ceci. *Riforma medicale*, 1887.
(2) Tuffier. *Loc. cit.*, p. 130.

exercées de bas en haut ils ont refoulé le calcul de l'uretère jusque dans le bassinet, d'où ils purent l'extraire facilement. Si ces manœuvres sont rendues impossible, il ne reste plus qu'à attirer l'uretère au bord de la plaie (Ralfe et Godlee) et à l'inciser dans le sens de sa longueur directement sur le calcul. L'opération ne présente pas de grandes difficultés ; on peut la compléter, comme l'a fait Lange sur sa malade, par le cathétérisme rétrograde de l'uretère pour s'assurer de la perméabilité du conduit.

c) Suture. — Il n'y a plus ensuite qu'à faire la suture suivant les procédés préconisés par Tuffier, pour les sections longitudinales. L'opération sur le calibre plus gros de l'uretère de l'homme, demande beaucoup moins de difficultés que sur l'animal. La présence du corps étranger a toujours amené une dilation du canal, qui facilite la suture. Celle-ci est la même, que la suture de Lembert pour l'intestin ; elle sera faite avec de la soie fine, comme le conseille Tuffier, comme l'a fait Twynam.

3° *Le calcul est senti dans la portion moyenne de l'uretère.* — L'incision qui est préconisée par Israël a le double avantage d'être exploratrice pour le rein et l'uretère, et de permettre en même temps l'ablation, s'il y a lieu, du calcul, en restant toujours en dehors du péritoine.

Elle n'est pas la seule qui conduise à l'uretère, et dans le cas où la présence du calcul aurait été reconnue par avance dans un point intermédiaire du trajet de l'uretère, on emploierait aussi bien l'incision de la ligature de l'iliaque primitive (Twynam) ou cette autre, que propose Tuffier. « Incision de 8 centimètres passant à trois travers de doigt en dehors du bord externe du grand droit et parallèlement à ce muscle. Section directe des muscles grand et petit oblique. Incision sur la sonde cannelée de l'aponévrose du transverse, décollement du péritoine qui, à ce niveau, est facilement séparable de l'aponévrose. Cheminement dans le tissu sous péritonéal jusqu'à la rencontre du corps étranger. »

4° *Le calcul n'est pas trouvé. Création d'une fistule lombaire.* — Enfin, dans le cas, où au cours de l'exploration aucun calcul ne serait trouvé, ou bien si pour des raisons spéciales le chirurgien craignait de prolonger outre mesure une opération, qui tire surtout sa gravité des circonstances, il y a encore une ressource, le bassinet à ouvrir et la fistule lombaire à créer, M. Lucas-Championnière se contenta sur sa malade de ce premier temps, et plus tard le calcul méconnu fut expulsé spontanément

4°. — DES OPÉRATIONS AYANT POUR BUT DE RENSEIGNER SUR L'ÉTAT DE L'AUTRE REIN

La nécessité de connaître l'état de l'autre rein, et l'insuffisance des moyens non sanglants d'exploration a conduit les chirurgiens comme Knowsley Thornton (1), Lawson Tait (2), et Martin, de Berlin (3), à employer toujours dans leurs opérations sur le rein, la voie abdominale, intra péritonéale, qui leur permet d'explorer les deux reins avant d'agir.

L'incision lombaire compte plus de partisans. M. Guyon, M Le Dentu s'y rattachent et n'hésiteraient pas à recourir à une incision d'exploration du côté sain avant de se décider à enlever le rein très altéré.

Toutefois l'exploration quelle qu'elle soit, ne peut être qu'approximative et fort grossière, en dehors des cas, où le rein est trouvé atrophié ou est absent, il est toute une série de lésions, néphrite, sclérose, etc. sur lesquelles la vue ne peut renseigner et qui suffiraient pourtant à supprimer le fonctionnement du rein après la néphrectomie de l'autre côté.

On se demande si, malgré leurs complexités, les différentes manœuvres, qui ont pour but de recueillir l'urine d'un des uretères et de l'analyser, ne seraient pas de mise en pareilles circonstances. Le cathétérisme des uretères, par le procédé de Pawlick, plutôt que le moyen préconisé par Tuchmann pourrait conduire à ce résultat. Il a été employé deux fois, par Thiriar (4) et par Axel Iversen (5) ; et le résultat a été satisfaisant.

Thiriar, sur une malade atteinte de pyonéphrose, à droite, essaya de cathétériser les uretères ; il ne put exécuter cette manœuvre, que du

(1) THORNTON. *Loc. cit.*
(2) LAWSON TAIT. *Loc. cit.*
(3) MARTIN. *Intern. medic. Congress.* Londres, 1881.
(4) THIRIAR. *Bull. Ac. méd. Belgique*, 1888.
(5) AXEL IVERSEN. *Centralbl. für Chir.*, 1888, n° 16, p. 281.

côté droit ; cependant, comme les urines de ce côté étaient àlcalines, alors que celles recueillies en même temps dans la vessie étaient acides, il conclut à l'existence et au fonctionnement du rein gauche ; il se contenta de faire cependant la néphrotomie. Axel Iversen fut plus heureux ; sur un malade atteint de pyélite calculeuse, auquel il proposait la néphrectomie, il pratiqua d'abord la taille sus-pubienne et fit le cathétérisme de l'uretère. L'examen de l'urine recueillie du côté sain lui montra une desquamation épithéliale abondante ; et de ce fait il renonça à la néphrectomie.

Toutefois, ces interventions graves, et qui demandent un maniement complexe, ne tenteront pas tous les chirurgiens. Et la conclusion sera une nouvelle réserve à ajouter aux indications de la néphrectomie, parce qu'il est des lésions de l'autre rein que rien ne peut démontrer ni faire prévoir.

II. — Résultats opératoires et valeur comparative.

1° *Néphrolithotomies sur des reins sains.*

La néphrolithotomie, pratiquée pour la première fois par Morris en 1880, n'a pas été faite un grand nombre de fois dans ces conditions. Mac Lane Tiffany (1) réunissait, en 1885, 21 cas dont 19 succès. L'année suivante, Brodeur (2), en 1886, en comptait 23 dans sa statistique avec 22 guérisons. La statistique de Newmann (3) n'est pas moins heureuse (42 cas sans un seul cas de mort). Celle de Mac Cosh (1889) comporte 18 opérations, dont une seule mortelle.

Mais autant pour se faire une idée exacte de la valeur de la néphrolithotomie sur des reins sains, non abcédés, que pour juger comparativement la néphrolithotomie et la pyélolithotomie, il est impossible de s'en rapporter à ces statistiques. Celle de Brodeur, entre autres, pèche beaucoup ; à côté d'opérations pour reins sains, on y trouve des observations concernant manifestement des reins altérés, suppurés, pyonéphrosés : telles sont les observations de Rea (p. 337) de Nicholson, de Lawson Tait, d'Israël, etc.

(1) Mac Lane Tiffany. *Med. News*, 23 mai 1885.
(2) Brodeur. *Loc. cit.*
(3) Newmann. *Loc. cit.* p 258.

Il est indispensable de ne comprendre dans une statistique que des faits de même nature ; nous avons rassemblé 40 cas de néphrolithotomies pour reins sains, ou au moins sains à l'œil nu. Dans dix de ces cas, malgré l'absence de toute altération visible, la présence d'une petite quantité de pus ou de leucocytes dans l'urine a révélé l'existence de la pyélite : mais l'inflammation légère restée localisée au bassinet, n'a en rien modifié la vitalité du rein : et ces faits doivent être appréciés simultanément.

40 opérations sur reins sains (rein ou bassinet) ont donné 38 guérisons et trois morts : l'opéré de Bennett May (1885) a succombé à la pyohémie ; la malade de M. Poirier est morte au 15e jour, d'insuffisance rénale ; je ne parle pas de l'opéré de Pick qui est mort au bout de 4 mois de tuberculose pulmonaire. La mortalité n'est que de 5 0/0.

Au point de vue de la technique, les opérations se répartissent comme suit : 27 fois on a fait la néphrolihotomie, et 13 fois la pyélotomie.

Dix fois seulement la *suture* a été tentée ; quatre fois pour le bassinet, 6 fois pour le rein.

Des deux opérés de H rczel avec *suture du bassinet*, l'un a guéri sans fistule ; chez l'autre, les sutures ont cédé, mais la guérison totale est survenue rapidement. Sur la malade de M. Poirier, les sutures sont restées intactes ; il n'y a pas eu écoulement d'urine par la plaie jusqu'à l'époque de la mort. La malade de Hyernaux a guéri sans fistule.

Dans les 6 cas, où la suture du rein a été tentée (Le Dentu, 2 cas, Keetley, Israël, Jacobson, Parks) les sutures n'ont cédé qu'une fois sur le premier malade de M. le Dentu, qui a gardé une fistule pendant trois mois : dans les autres cas, la réunion s'est faite par première intention.

30 cas sans sutures se répartissent comme suit :

9 pyélotomies, dont 4 guérisons sans fistules et 5 cas, où l'écoulement d'urine par la plaie a persisté 8 jours (Hill), 12 jours (Mac Cosh), 3 semaines (Godlee), 3 mois (Beck), 4 mois (Pick), époque de la mort.

20 néphrolithotomies (une mort à retrancher) ont donné :

11 guérisons sans fistules :

9 fois un écoulement d'urine par la plaie est mentionné pendant une semaine (Morris), douze jours (Wright), 21 jours (Bennett May), 1 mois (Morris), 5 semaines (Francks), 6 semaines (Francks), 2 mois

(Owen), un an (Morris) ; la fistule a duré jusqu'à la néphrectomie secondaire dans le cas de Hill.

En somme, à peu de différences près, l'incision du rein ou du bassinet donnent des chances égales de fistules : l'avantage semble cependant rester à l'incision du rein, avec *suture* du parenchyme.

2° *Néphrolithotomies pour reins calculeux avec altérations diverses.*

Brodeur a réuni dans sa thèse 16 néphrolithotomies pour pyélites calculeuses dont :

13 lombaires.......................... 7 morts = 54 0/0
3 abdominales........................ 3

La statistique de Newmann comporte 60 néphrolithotomies pour affections calculeuses suppurées avec 26 morts, soit 43,3 0/0. Celle de Bureau révèle aussi une mortalité assez forte.

Néphrotomies lombaires.............. 68
Dont guérisons..................... 48
— morts........................... 20 = 29 0/0
Néphrectomies abdominales............ 3
Dont guérisons...................... 0
— morts........................... 3

De notre côté, nous avons réuni 41 cas d'affections calculeuses suppurées du rein avec une hydronéphrose, opérées par la néphrolithotomie depuis 1886, c'est-à-dire depuis la statistique de Brodeur : sur ces 52 cas, tous opérés par la voie lombaire, il y a :

Guérisons.................................. 32
Morts...................................... 10

Ce qui donne une mortalité de 31,2 0/0, chiffre un peu moins élevé, que celui de Newmann qui trouve pour les néphrolithotomies sur reins malades 39 0/0 de mortalité par la voie lombaire et 83 0/0 par la voie abdominale.

Les six morts sont dues aux complications suivantes :

Blessure du côlon...... 1 fois (Lauenstein).
Hémorrhagie.......... 1 — (Steavenson).
Tuberculose pulmonaire. 1 — (Guyon).

Septicémie............ 4 — (Shepherd, Chavasse, Le Dentu, Morris).
Anurie............... 1 — (Morris).
Shock................ 2 — (Chavasse).

Une fois (Lange) l'opération fut suivie d'anurie, et une seconde intervention devint nécessaire de l'autre côté.

Au point de vue des fistules consécutives, nous trouvons que sur les 32 survivants, 14 ont guéri spontanément dans un espace de temps variant de deux semaines à 2 mois ; 18 ont gardé une fistule persistante (56 0/0).

3° *Néphrectomies primitives pour reins calculeux.*

Brodeur, en 1886, a réuni 46 cas de néphrectomies primitives dont 36 lombaires avec 20 guérisons (44,4 0/0), et 10 abdominales, dont 5 guérisons (50 0/0).

A la statistique de Brodeur nous ajoutons 8 cas, de néphrectomies primitives, publiés depuis 1886 ; sans comprendre la néphrectomie partielle, de Kümmel, qui, au point de vue, des résultats ne peut compter avec la néphrectomie totale.

Deux néphrectomies transpéritonéales ont donné deux guérisons ; six néphrectomies lombaires ont donné quatre guérisons et deux morts (Monod, Moty). En additionnant ces résultats avec ceux de Brodeur, on obtient, en moyenne, pour la néphrectomie lombaire, 42,7 0/0 et pour la néphrectotomie abdominale, 41,4 de mortalité.

Or, la mortalité de la néphrolithotomie n'est que de 31,2 0/0. L'avantage reste donc à cette dernière.

La néphrectomie secondaire a une mortalité beaucoup moins élevée que la néphrectomie primitive ; sur six cas, où elle fut pratiquée après l'ouverture d'un phlegmon périnéphrétique, ou après une néphrolithotomie ancienne nous trouvons 5 guérisons et une mort. Ces 6 faits recueillis au hasard appartiennent à Godlee (1), à Herczel (2), à Berkeley Hill (2), à Trélat (4), à Kolaczeck (5), à Terrier (6). Toutes ont

(1) GODLEE. *Loc. cit.*
(2) HERCZEL. *Wien. med. Woch.*, 1887, obs. III.
(3) BERKELEY HILL. *Lancet*, 1888.
(4) TRÉLAT. *Gaz. hôp.*, 1886.
(5) KOLACZECK. *Deutsch. med. Woch.*, 1860, 17 juin.
(6) TERRIER et HALLÉ. *Soc. anat.*, mars 1887.

été faites par la voie lombaire; celle de Terrier a été faite par la voie latérale (parapéritonéale) et le malade est mort du choc, et d'hémorrhagie; la décortication avait été difficile et l'opération avait duré 2 heures 1/2. La mortalité de la néphrectomie secondaire ne serait donc, d'après ces chiffres, que de 16,6 0/0 ; chiffre un peu plus élevé que celui de Kolaczeck, qui n'a trouvé que 9,3 0/0 de cas de mort.

4° *De l'intervention dans l'anurie et les calculs de l'uretère.*

Nous avons pu réunir 18 observations d'intervention pour anurie et calculs de l'uretère (1) : 16 fois l'anurie seule fut l'indication de l'opération. Dans deux cas seulement (Twynam, Godlee) le calcul de l'uretère fut enlevé, sans qu'il y ait eu anurie.

Sur les 16 cas d'anurie, il y a eu 5 morts et 11 guérisons :

1 mort par anurie (Mollière).
1 — par cause indéterminée (Israël).
1 — par urémie (Parker).
1 — par péritonite (Cullingworth).
1 — par suite d'opération incomplète (Morris).

Ce dernier cas de Morris pourrait, à la rigueur, être retranché ; car l'extraction du calcul ne fut pas complète.

Les 11 guérisons se répartissent ainsi :

4 urétérotomies avec extraction de calculs ;
Dont 2 supérieures (Ralfe) (Bardenheuer).
1 moyenne (Kirkham).
1 inférieure (Ceci).

4 pyélotomies avec extraction du calcul à travers le bassinet (Thelen, Lucas, Bergmann, Israël).

2 néphrolithotomies avec extraction du calcul-uretéral (Lange, Torrey).

1 pyélotomie pour fistule à créer (Lucas-Championnière).

L'opération donne au malade atteint d'anurie 66,6 chances pour cent de guérison, alors que l'anurie abandonnée à elle-même ne lui en donne que 28,5 0/0.

(1) Récemment, M. Le Dentu a eu l'occasion d'intervenir au sixième jour d'une anurie complète. Son observation doit faire l'objet d'une communication à l'Académie de médecine.

En ne considérant maintenant que l'urétérotomie au point de vue de ses résultats opératoires ; voici ce que nous trouvons :

8 urétérotomies ont donné :

2 morts.

6 guérisons.

Au point de vue du siège, l'opération a été faite :

Sur la partie supérieure de l'uretère : 2 fois (Ralfe, Bardenheuer).

Sur la partie moyenne : 3 fois (Kirkham, Godlee, Twynam).

Sur la partie inférieure : 3 fois,

Dont : 1 fois par la voie abdominale (Cullingworth).

1 — par la vessie (Morris).

1 — par le rectum (Ceci).

Les deux morts sont, l'une imputable à l'opération (Cullingworth), qui fut intrapéritonéale ; l'autre imputable à l'anurie (Morris) l'opération fut incomplète.

3 fois la suture n'a pas été tentée : dans le cas de Ralfe et Godlee, il est dit qu'un écoulement d'urine se fit par la plaie : dans celui de Godlee, il y avait déjà une fistule lombaire, et celle-ci persista probablement, car l'observation mentionne seulement « amélioration » comme résultat ; dans le cas de Ceci, l'urétérotomie fut faite par le rectum, je n'en sais pas le résultat.

Dans 4 cas la suture a été tentée : 1 fois par Cullingworth (mort).

1 fois par Bardenheuer, et il n'est pas question de fistule.

1 fois par Kirkham : guérison complète sans fistule.

1 fois par Twynam : écoulement d'urine par la plaie pendant 3 jours.

Ces chiffres plaident en faveur de la suture, qui, sans aggraver les risques de l'opération, rend plus improbable la persistance d'une fistule.

OBSERVATIONS

Obs. XV. — *Calcul rénal. — Néphrectomie. — Anurie. — Mor-* (Due à l'obligeance de M. Moty, professeur agrégé au Val-de-Grâce). — X..., gendarme, est envoyé au Val-de-Grâce avec le diagnostic de néphrite calculeuse. En 1880, il a commencé à souffrir du rein gauche et éprouva à cette époque, à plusieurs reprises, des coliques néphrétiques sans expulsions de graviers. Depuis 1883, les crises se sont multipliées ; dans l'intervalle des crises, le malade éprouve toujours une gêne, sinon une douleur, dans l'hypochondre gauche. Il ne peut plus monter à cheval : le mouvement exagère ses douleurs.

A son entrée, on trouve à la palpation un peu de douleur du côté gauche, dans la région du bassinet ; il est impossible de trouver le rein : rien du côté de la vessie, ni du rein droit. Les urines sont limpides, elles contiennent de l'urée en proportion normale, des leucocytes, des traces d'oxalate de chaux.

Les crises douloureuses de coliques néphrétiques sont maintenant assez éloignées, mais le malade ressent toujours de la gêne dans le côté. On diagnostique calcul rénal.

Opération le 30 mai 1890. Néphrectomie lombaire par M. Moty.

Le rein enlevé est petit, sclérosé, lobulé par places et transformé en une poche à parois amincies ; on trouve dans un des calices un petit kyste coralliforme. L'examen histologique confié à M. Antony démontra que la sclérose avait envahi tout le parenchyme, et que les tubes étaient atrophiés. Il y avait dans le bassinet une petite quantité de pus. A la suite de l'opération, le malade ne put se relever du choc opératoire : l'anurie à peu près complète persista jusqu'au lendemain, le pouls faiblit, et le malade mourut le soir du 31 mai.

Autopsie. — L'uretère du côté gauche est fortement dilaté : il a le volume d'un crayon. Il contient un peu de sang, mais pas de calcul. L'orifice vésical est dilaté. Les vaisseaux du rein sont très atrophiés ; l'artère rénale a le volume d'une collatérale des doigts, ses parois en outre sont très épaissies.

Le *rein droit* est volumineux, non congestionné : il pèse 215 gr., sans ses annexes et présente à sa partie supérieure un kyste rempli d'un liquide limpide avec un peu de sable noirâtre. A côté est un kyste gros comme une noix, hématique et renfermant des caillots récents et quelques dépôts de fibrine anciens.

Obs. XVI. — *Pyonéphrose calculeuse. — Néphrectomie transpéritonéale. — Guérison* (Due à l'obligeance de M. Reclus). — F., 48 ans, entrée à l'hôpital Broussais, service de M. Reclus, le 21 juin 1890. Il y a 8 ans, elle a éprouvé des coliques néphrétiques qui se reproduisaient tous les mois et toujours du côté droit. Ces coliques duraient douze heures environ. Au bout d'un an, la malade entre à Broussais. M. Brun constate une tumeur dans le flanc droit et propose une opération que la malade refuse. L'examen des urines avait montré qu'elles contenaient déjà une assez grande quantité de pus. Depuis lors, la malade a toujours constaté le même dépôt, mais elle n'a jamais rendu de graviers. Bien que les coliques paraissent devenues de plus en plus rares, ses forces ont diminué assez rapidement, et à la moindre fatigue, elle éprouve des douleurs qu'elle compare à des cuissons, et à des tiraillements, qui lui interdisent tout travail.

Examen, le 21 juin. A l'inspection, on constate que la région rénale droite est nettement augmentée de volume. La palpation fait reconnaître une tumeur grosse environ comme une tête de fœtus, inégale et bosselée. Cette tumeur n'est pas totalement adhérente aux parties voisines; car on peut facilement la faire ballotter entre les deux mains. Absolument mate à la percussion, elle est entourée à la partie antéro-externe d'une zone affectant la forme d'un croissant, et due très probablement au côlon transverse refoulé. Les urines sont rares (350 à 400 gr.) et chargées de pus.

M. Reclus décide de pratiquer la néphrectomie transpéritonéale. L'opération est faite le 25 juillet avec l'aide de M. Bazy.

Opération. — Sur la ligne médiane, incision de 15 centim. (7 centim. au-dessus et 8 centim. au-dessous de l'ombilic). On arrive sur le péritoine ; on l'incise après l'avoir saisi avec quatre pinces à forcipressure de façon à le retrouver facilement. La cavité abdominale ouverte, on est sur le foie qui descend très bas, et sur l'angle du côlon transverse et ascendant. Le foie est rejeté en haut et en dedans : le gros intestin en dedans et en bas, et l'on aperçoit alors très nettement l'énorme saillie bosselée que forme le rein recouvert de péritoine. Cette enveloppe séreuse est saisie avec une pince à dents et l'on y pratique une incision longitudinale de 8 centim. environ dont la lèvre interne et la lèvre externe sont saisies par des pinces à forcipressure. Les deux doigts sont alors introduits dans cette large boutonnière, encore agrandie par déchirure avec l'index de l'angle supérieur et de l'angle inférieur. Les pinces à forcipressure soulevées par les aides forment alors une sorte de cupule, qui protège et maintient les anses intestinales. On aurait même pu ne pas les voir dans le cours de l'opération, si à plusieurs reprises des efforts de vomissements ne les avaient chassées hors du ventre. A ce moment M. Reclus commence la décortication, facile dans teut le segment antérieur, et qui ne donne lieu qu'à un faible écoulement sanguin. Mais arrivé en dehors et en arrière, la résistance devient extrême, et il faut un effort énergique pour séparer avec déchirure la capsule du péritoine. La séreuse cependant, ni aucune des bosselures du rein n'ont éte ouvertes ni en ce moment, ni en d'autres dans le cours de l'opération. Plus tard, l'examen de la pièce a montré, que cette adhérence existait au niveau de la capsule surrénale.

Le pôle supérieur et le pôle inférieur ont été, eux aussi, difficilement dégagés, mais enfin, peu à peu, l'énucléation a pu se faire, et le rein a pu être attiré hors du ventre. L'uretère a d'abord été isolé et coupé entre deux ligatures, puis un fil de soie très solide a été passé sous le pédicule vasculaire et fortement serré. Le pédicule est alors incisé. Le rein était libre et l'opération à peu près terminée. Suivant la méthode de Terrier, la lèvre externe du péritoine pariétal antérieur a été unie par des sutures au catgut avec la lèvre externe du péritoine périnéal. La lèvre interne du péritoine antérieur est unie de même à la lèvre interne du péritoine périrénal. Cette suture elliptique fermait donc complètement la cavité péritonéale, et isolait un espace antéro-postérieur, où primitivement était logé le rein malade, de telle sorte que les sécrétions, les exsudations sanguines ou séreuses, qui pouvaient se faire dans cette cavité se trouveraient complètement séparées de la cavité péritonéale. Quinze points de suture circulaire au catgut fin suffirent pour parfaire cette occlusion. La cavité est alors drainée avec une lanière de tarlatane iodoformée et un gros tube. Suture de la paroi abdominale et fixation de l'uretère dans l'angle inférieur de la plaie. Durée totale de l'opération : un peu moins de 40 minutes.

Au cours de l'opération, il avait semblé à M. Reclus, que le rein diminuait un peu dans les malaxations faites pour le dégager, et qu'après son énucléation, son volume était moindre. Cette diminution de volume fut vite expliquée, car après l'opération, la malade fut sondée et on retira de la vessie 112 gr. d'un pus épais, verdâtre, strié de points bruns dus à des débris de calculs. Lavages de la vessie à l'eau boriquée.

Examen de la pièce. — La capsule est partout intacte, et aucune des bosselures n'a été ouverte. Une section de dehors en dedans suivant le grand axe de la tumeur nous montre le rein transformé, en une série de poches volumineuses qui ont refoulé de toutes parts et atrophié le tissu rénal ; en aucun point celui-ci ne paraît présenter sa structure normale. Ces poches sont distendues par du pus et d'énormes calculs friables : la plupart, en effet, se sont écrasés pendant le dégagement de la tumeur, et dans la plupart des poches, on ne trouve que des débris de calculs et une sorte de poussière brune, due à la dissociation des agglomérations primitives. Les suites de l'opération ont été des plus simples, il y a bien eu pendant la nuit quelques vomissements chloroformiques, mais pas de douleur de ventre, pas de tension, et la T. n'a jamais dépassé 37°,2. Dès le premier jour, la malade a uriné, et son urine d'abord un peu trouble est devenue peu à peu limpide ; cependant elle laisse au repos une grande quantité de matière blanche. La quantité d'urine de 375 gr. le 1er jour s'éleva à 400 gr. le 2e jour. La gaze iodoformée est enlevée le 3e jour et le drain remplacé le 6e.

Obs. XVII. — *Néphrectomie partielle.* Kummel. *Centralbl. für Chir.*, p. 329, 1890. In *Bull. méd.*, 15 juin. — F..., 41 ans et d'une bonne santé antérieure, éprouvait depuis quelques mois des douleurs dans la région lombaire. Elle s'était amaigrie, avait perdu l'appétit, et par suite de son mauvais état général, était venue demander des soins. On découvrit à l'examen, du côté droit et immédiatement au-dessous des fausses côtes, une tumeur du poing, indolente à la pression. Cette tumeur était lisse, élastique et facilement appréciable, quand la malade était placée dans le décubitus, mais il était difficile d'en préciser les limites d'une façon exacte. Même dans la narcose, et quand on explorait la région rénale, on ne pouvait affirmer aux dépens de quel organe s'était formée la tumeur. L'urine contenait parfois du sédiment purulent, et quelques jours après, elle devenait complètement limpide sans la moindre trace d'éléments pathologiques ; à peine un peu d'albumine, réaction acide.

Le 14 septembre, on mit le rein à découvert par une incision parallèle au rebord costal ; on aperçut alors dans le tiers supérieur de l'organe une tumeur manifestement fluctuante, qui fut largement incisée. Il s'écoula une certaine quantite de liquide purulent, après quoi l'exploration digitale de la plaie fit reconnaître l'existence d'un calcul de la grosseur d'une noix, qui fut facilement extrait. On enleva encore d'autres petits calculs plus petits, et de petits abcès, situés dans l'épaisseur du rein, ayant été ouverts, le tout fut converti en une cavité unique. On acheva la toilette de l'organe en excisant les parties jusque dans le tissu sain : et en raclant les cavités abcédées avec la cuillère, les ciseaux et les pinces : on termina en maintenant la plaie ouverte par les sutures à la peau. *On avait enlevé environ le tiers de l'organe.*

Les suites opératoires furent très favorables : la malade pouvait se lever au bout de trois jours. Il ne s'écoula jamais une seule goutte d'urine par la plaie : pendant quelques jours, l'urine contenait encore des traces de pus, mais déjà il n'en existait plus au bout de la 5e semaine. Dans le courant du mois suivant elle expulsa encore quelques petits calculs.

Obs. XVIII. — *Pyélite calculeuse. — Pyélotomie. — Suture du bassinet. Mort au 15e jour* (1888) (Due à l'obligeance de mon maître, M. Poirier). — Jeune femme de 27 ans, italienne, fille de goutteux, a été soignée pendant 5 ans par M. Horteloup pour cystite. Elle a pour cette affection subi à plusieurs reprises la dilatation du col. Je l'examine et constate que le rein droit est tuméfié et très mobile, il semble aussi, que l'uretère exploré par le toucher vaginal présente une notable augmentation de volume avec une sensibilité exagérée.

Je propose une opération ; elle est refusée La malade va passer l'hiver à Nice. Elle revient au printemps, amaigrie, rendant du pus avec les urines, souffrant atrocement et demandant une opération. Je fais entrer la malade à la maison de santé du Dr Doléris, et avec l'aide de mon collègue et ami Tuffier, je lui pratique dans un premier temps la cystotomie sus-pubienne. Les douleurs cessent immédiatement : huit ou dix jours après, je procède à la néphrotomie avec la collaboration de Tuffier et l'assistance de mon ami Desnos. Incision lombaire : le rein est mis à nu, l'exploration avec le doigt nous montre que le rein a gardé son volume et sa consistance. Le bassinet est distendu par plusieurs calculs, une incision verticale de 4 cent. environ est faite sur la face postérieure, les deux lèvres du bassinet sont maintenues écartées par deux fils. Avec une pince, je recueille très aisément une demi-douzaine de calculs à facettes ayant la forme de pyramides prismatiques et triangulaires. Enfin, deux calculs plus petits, sont détachés sans trop de peine des calices dans lesquels ils étaient implantés.

Nous explorons une dernière fois la plaie, bien détergée par un jet de liquide et le résultat de l'inspection est tel, que, sur le conseil de Tuffier, nous faisons la suture immédiate du bassinet, avec 4 points de catgut. Suture des masses musculaires au catgut, et de la peau au crin de Florence. Drainage de la partie inférieure de la plaie, qui a été au préalable saturée d'iodoforme. Les suites immédiates furent heureuses, la température ne s'éleva pas. La quantité des urines fut égale à la quantité rendue les jours précédents.

Cependant les urines du premier jour furent mélangées de sang : les urines du lendemain n'ont plus qu'une légère teinte. Dès le lendemain, elles étaient normales, mais la malade dont la température ne s'élevait pas, refusait toute nourriture et avait du délire.

Vers le 7e jour, les points de suture et le drain furent enlevés. La réunion sembla parfaite. Après l'ablation du drain, deux ou trois gouttes d'un liquide rougeâtre, purulent s'écoulèrent.

Vers le 10e jour, on vint me chercher en toute hâte ; la température de la malade s'était brusquement élevée à 40°, et un délire violent est survenu. Elle a vomi à plusieurs reprises un liquide noirâtre. Cet état persiste pendant 48 heures et plus.

La quantité des urines diminue progressivement et la mort survient vers le 15e jour après l'opération.

A. — Néphrolithotomies pratiquées sur reins sains et de dimensions normales.

1. — Morris. *Brit. M. J.*, 1880. — F., 26 ans. Calcul du rein droit. Incision lombaire. Incision du rein. Pas de suture du rein. Guérison avec persistance pendant un an d'une fistule urinaire et purulente.

2. — Morris. *The Lancet*, 7 mars 1885. — H., 24 ans. Calcul à gauche. Incision de face postérieure du rein : pas de suture du rein. Guérison : fistule pendant un mois.

3. — Morris. *Brit. M. J.*, 1888. — H., 21 ans. Calcul à gauche. Déchirure de la substance rénale. Guérison : fistule pendant une semaine.

4. — Bennett May. *Birmingham Med. Rev.*, décembre 1885. — H., 20 ans. Calcul à droite. Incision du rein. Tamponnement du rein avec de la gaze. Pyohémie, mort.

5. — Bennet May. *Loc. cit.* — H., 25 ans. Calcul à droite. Incision du rein. Pas de suture rénale. Guérison.

6. — Bennett May. *The Lancet*, 1883. — H., 34 ans. Calcul à gauche. Incision du rein, pas de suture, fistule dure 21 jours. Guérison.

7. — Mac Lane Tiffany. *Medical News*, 23 mai 1886. — H., 36 ans. Calcul à droite. Incision du rein. Drainage du rein. Guérison.

8. — Chiene. *Brit. Med. J.*, 1885. — H., 29 ans. Calcul à droite. Déchirure du rein aminci au niveau du calcul. Drainage rénal. Guérison.

9. — Dickinson. *Brit. Med. J.*, mai 1885. — H., 19 ans. Calcul à droite. Incision du rein. Guérison.

10. — Edmond Owen. *Brit. Med. J.*, octobre 1885. — H., 19 ans. Calcul à gauche. Section du rein. Drainage sans suture du rein. Guérison complète au bout de 2 mois 1/2.

11. — PICKERING. *Brit. M. J.*, novembre 1886, et in Th. RÉCAMIER. — Calcul à droite. Déchirure du rein. Drainage et suture de la plaie. Guérison sans fistule.

12. — KENDAL FRANCKS. *Brit. M. J.*, 1885. — F., 24 ans. Calcul à droite. Incision du rein. Tamponnement du rein avec gaze phéniquée. Guérison après six semaines de fistule.

13. — KENDAL FRANCKS. *Loc. cit.* — H., 28 ans. Calcul à gauche. Incision du rein jusqu'au bassinet. Guérison.

14. — BUTLIN. *Clin. Soc. of London*, 1882. — H., 20 ans. Calcul à droite. Déchirure avec le doigt du tissu rénal. Guérison.

15. — WRIGHT. *Brit. M. J*, 1886, p. 823. — H., 28 ans. Calcul à droite. Incision du rein. Fistule de 12 jours. Guérison.

16. — LE DENTU. *Maladies chirurgicales des reins*, p. 645. — H., 40 ans. Calcul à gauche. Incision du bord convexe. Sutures, fistule urinaire pendant un mois. Guérison.

17. — LE DENTU. *Loc. cit.*, p. 812. — H., 48 ans. Calcul à droite. Incision du bord convexe. Sutures au catgut : réunion immédiate du rein.

18. — KEETLEY. *Brit. M. J.*, 18 janv. 1890. — H., 44 ans. Calcul à droite. Incision du rein : pas de fistule. Guérison.

19. — ISRAEL. *Soc. méd. Berlin*, février 1890 et *Mercredi médical*, 26 février. — Incision du rein au niveau du bord convexe : suture du rein. Pas de fistule. Guérison.

29. — BIRKELEY HILL. *The Lancet*, 1888. — H., 27 ans. Calcul à gauche. Incision du rein au niveau d'un calice. Fistule. Calculs laissés. Néphrectomie.

21. — RICKMANN GODLEE. *The Practitioner*, 1887. — H., 30 ans. Calcul à droite. Incision de face postérieure du rein : guérison sans fistule.

22. — PAGE. *Bull. méd.*, 1888. — H., 22 ans. Calcul à gauche. Incision du rein. Pas de suture. Guérison.

23. — PARKS. *New-York, Med. J.*, 1888. — Calcul à gauche. Incision du rein. Suture. Guérison sans fistule.

24. — JACOBSON. *Brit. M. J.*, 30 March. 1889, p. 712. — H., 58 ans. Calcul à gauche. Incision du rein, Suture : pas de fistule. Guérison.

25. — MORRIS. *Clin. Soc. of London*, 5 février 1887. — H., 42 ans. Calcul rénal à droite. Incision du rein. Pas de fistule. Guérison.

26. — SHEPHERD. *Annales of Surgery*, 1889. — H., 19 ans. Calcul à gauche. Incision du rein. Pas de suture ; fistule jusqu'au 18e jour. Guérison.

27. — PAGE. *Edinb. Med. J.*, 1887, p. 789. — H., 15 ans. Calcul à droite. Incision de substance rénale. Pas de suture. Drainage. Guérison sans fistule.

B. — Pyélotomies pour calculs dans un rein sain.

1. — LAUENSTEIN. *Berl. klin. Woch.*, 25 mai 1886. — H., 30 ans. Calcul à gauche. Incision du bassinet. Pas de suture. Guérison sans fistule.

2. — SYMOND. *The Lancet*, 7 mars 1885. — H., 50 ans. Calcul à gauche. Calcul à l'origine de l'uretère, opération par le bassinet. Guérison.

3. — ANDERSON. *Med. Times*, 31 mai 1884. — H., 28 ans. Calcul à droite. Incision du bassinet. Ecoulement d'urine pendant 8 jours. Guérison.

4. — KUESTER *15e cong. des chir. allemands*, 1885. — F., Calcul à gauche. Incision du bassinet. Pas de suture. Guérison.

5. — MARCUS BECK. *Clin. Soc. of Lond.*, 1882. — H., 19 ans. Calcul à gauche. Incision du bassinet. Fistule urinaire pendant 3 mois. Guérison.

6. — PICK. *The Lancet*, 9 janv. 1888. — H., 23 ans. Calcul à gauche. Incision du bassinet. Persistance d'une fistule. Mort de tuberculose au bout de 4 mois.

7. — MAC COSH. *New-York M. J.*, 14 avril 1886. — F., 28 ans. Calcul à droite. Incision du bassinet. Drainage du bassinet. La fistule est fermée en 12 jours.

8. — HERCZEL. *Wiener Mediz. Woch.*, 17 décembre 1887, p. 1062. — F., 23 ans. Calcul à gauche. Incision et suture du bassinet par quatre points de suture. Guérison en 8 jours.

9. — HERCZEL. *Loc. cit.* — H., 17 ans. Calcul à droite. Incision et suture du bassinet. Fistule urinaire Guérison rapide.

10. — CLEMENT LUCAS. *Clin. Soc. of London*, 1885. — F., Calcul à gauche. Incision du bassinet. Le rein droit avait été enlevé antérieurement.

11. — RICKMANN GODLEE. *The Practitioner*, 1887. — H., 24 ans. Calcul à droite. Incision du bassinet. Exploration négative. Calcul expulsé quelques jours plus tard. Guérison en trois semaines.

12. — HYERNAUX. *Bull. Ac. Belgique*, 1888. — F., 30 ans. Calcul à droite. Incision du bassinet. Suture. Guérison en 8 jours.

13. — POIRIER. — F., jeune. Calculs à droite. Incision du bassinet. Extraction de calculs. Suture du bassinet. Mort au 15e jour, sans fistule.

Néphrolithotomies sur des reins abcédés (pyélonéphrites suppurées, pyonéphroses) postérieures à 1886.

1. — MORRIS. *Ann. of Surgery*, t. V, 1887, p. 300. — H., 43 ans. Pyélonéphrite suppurée calculeuse à droite. Incision lombaire. Ablation de 2 calculs. Fistule encore 18 mois après.

2. — LAUENSTEIN. *Deutsch. med. Woch.*, 1887, nº 26, p. 568. — H., 31 ans. Pyélonéphrite suppurée à droite. Incision lombaire : le rein gauche avait été incisé antérieurement. Mort par blessure du côlon.

3. — CHAVASSE. *The Lancet*. 1887. — F., 22 ans. Pyonéphrose à droite. Incision lombaire. Morte de choc.

4. — STONE CROFT. *The Lancet*, 1887. — F., 38 ans. Pyonéphrose à droite. Pus et calcul dans le rein. Guérison. Fistule.

5. — KENDAL FRANCKS. *Brit. méd. J.*, 1888. — H., 38 ans. Pyonéphrose calculeuse. Incision lombaire. Guérison sans fistule.

6. — MORRIS. *The Lancet*, juin 1888. — H., 34 ans. Pyélonéphrite calculeuse à gauche. Incision lombaire. Suture du rein à la paroi. Drainage. Un seul calcul urique. Fistule fermée 6 semaines après.

7. — MORRIS. *Loc. cit.*, obs. III. — Pyonéphrose droite. Incision du rein sacculé. Calculs laissés et plus tard enlevés. Guérison.

8. — MORRIS. *Loc. cit.*, obs. IV. — F., 21 ans. Pyonéphrose droite. Extraction d'un gros calcul. Drainage et lavage du rein. Fistules.

9. — LE DENTU, p. 391. — H., 30 ans. Pyonéphrose à gauche. Incision des parties molles au galvanocautère. Abcès périnéphrétique. Extraction à travers l'incision du rein du calcul du bassinet. Drainage. Fistule persiste. Mort à longue échéance.

10. — CRAWFORD RENTON. *Soc. clin. Glasgow*, janvier 1890. — H., 30 ans. Pyélonéphrolithotomie à droite ; extraction d'un calcul. Fistule.

11. — MORRIS. *The Lancet*, février 1890. — F., 40 ans. Rein suppuré avec 200 petits calculs. Mort de shock et d'anurie partielle.

12. — DUBREUILH. *Gaz. hebd. Montpellier*, janvier 1889. — H., 43 ans. Pyonéphrose calculeuse, néphrotomie lombaire, fistule persiste.

13. — CHAVASSE. *The Lancet*, 1886. — H., 27 ans. Pyonéphrose calculeuse, néphrotomie ; mort de choc.

14. — LANGE. 16e *cong. des chir. allem.*, Berlin, avril 1887. — H. Pyonéphrose. Ablation d'un calcul. Accidents d'anurie. Opération de l'autre côté. Extraction d'un gravier de l'uretère. Guérison.

15. — SHEPHERD. *Med. News*, 23 octobre 1887. — H., 26 ans. Pyélite calculeuse. Pas de calculs dans le rein, Mort à cinq mois de septicémie. Abcès multiples du rein avec calculs.

16. — CHAVASSE. *The Lancet*, 1887. — H., 31 ans. Pyonéphrose. Mort de septicémie.

17. — MORRIS. *J. of Amer. Ass.*, avril 1887. — H., 28 ans. Pyonéphrose. Extraction de calculs phosphatiques. Fistule.

18. — MORRIS. *Loc. cit.* — H. Pyonéphrose calculeuse. Petites concrétions dans le rein. Mort par septicémie.

19. — LANGE. *New-York M. J.*, 26 février 1887. — Pyonéphrose calculeuse. Guérison.

20. LANGE. *New-York M. J.*, janvier 1888. — H., Pyélite calculeuse. Rein suppuré : dans une poche, un calcul. Fistule.

21. — FRANCKS. *Brit. M. J.*, 1888. — F., 34 ans. Pyonéphrose calc. Guérison.

22. — JENNER VERALL. *Lancet.*, feb. 1888. — F., 34 ans. Pyonéphrose. Ablation de calculs à deux reprises différentes. Guérison.

23. — Le Dentu. *Affect. chir. des reins*, 1889. — F., 26 ans. Pyonéphrose calculeuse et fistule. Extraction d'un calcul. Guérison en 6 semaines.

24. — Le Dentu. *Loc. cit.* — H., 60 ans. Pyonéphrose calculeuse à gauche. Extraction d'un calcul baignant dans le pus. Mort de septicémie.

25. — Le Dentu. *Loc. cit.* — H., 42 ans. Pyélite en abcès périnéphrétique. Rein suppuré avec deux calculs. Guérison.

26. — Guyon. *Ann. org. gén.-urin.*, 1887. — H., 40 ans. Pyonéphrose calculeuse. Calculs laissés. Mort de tuberculose pulmonaire.

27. — Hayes Agnew. *Med. News*, 4 janvier 1888. H., 58 ans. Pyélonéphrite suppurée calculeuse à gauche. Incision du bassinet très dilaté : extraction d'un calcul : drainage du bassinet : pas de fistule.

28. — Imlach. *Brit. M. J.*, 1889, p. 1225. H., 26 ans, Pyonéphrose calculeuse. Incision du bassinet. Nombreux calculs. Drainage du bassinet. Fistule reste deux ans.

29. — Imlach. *Loc. cit.* — H., 31 ans. Pyonéphrose calculeuse droite. Incision du bord cortical du rein : 5 calculs uriques. Drainage. Pas de fistule.

30. — Imlach. *Loc. cit.* — F., 48 ans. Pyélonéphrite calculeuse. Incision du bassinet. Extraction de 3 calculs uriques, dont un à l'entrée de l'uretère. Fistule.

31. — Imlach. *Loc. cit.* — F., 27 ans. Pyonéphrose calc. droite. Incision de la tumeur au point saillant à droite de l'ombilic. Pus et calculs. Drainage. Pas de fistules.

32. — Hendley. *Brit. M. J.*, 1889. — F., 27 ans. Pyonéphrose calculeuse gauche. Incision du rein. Pierre dans le bassinet. Drainage. Guérison.

33. — Rickmann Godlee. *Practitioner*, octobre 1887. — F., 30 ans. Pyonéphrose gauche. Incision rénale. Deux petits calculs. Fistule.

34. — Rickmann Godlee. *Loc. cit.* — F., 33 ans. Pyonéphrose à gauche. Incision rénale verticale. Extraction de calculs. Fistule. Néphrectomie secondaire. Calculs laissés.

35. — Batut. *Marseille médical*, 1889. — H., 37 ans. Pyonéphrose calculeuse. Néphrotomie. Fistule. Mort un an après.

36. — Herczel. *Wiener. Med. Woch.*, 1889. — F., 27 ans. Pyonéphrose droite. Incision du bassinet. Fistule. Néphrectomie secondaire. Calculs laissés.

37. — Kolaczeck. *Deutsch. Mediz. Woch.*, 1890. — H., 51 ans. Pyonéphrose calculeuse. Persistance de fistule. Néphrectomie secondaire deux ans après.

38. — Steavenson et Butler-Smith. *Brit. Med. J.*, 1889 — F., Hydronéphrose calculeuse. Extraction de calculs ; évacuation de liquide urinaire Mort d'hémorrhagie au septième jour.

39. — Kirmisson. In Th. Bureau, obs. XII. — F., 25 ans. Pyonéphrose à droite. Fixation de la plaie rénale aux lèvres de la plaie par deux points de suture et deux gros drains, fixés au tissu même du rein. Fistule purulente.

40. — Périer. In Th. Bureau, obs. XVIII. — F., 29 ans. Pyélonéphrite suppurée calculeuse à droite. Fistule purulente persiste. Néphrectomie secondaire.

41. — Guyon et Tuffier. In Th. Bureau, obs. XVII. — H., 66 ans. Pyonéphrose calculeuse droite. Persistance de fistule urinaire. Plus tard, extirpation du trajet fistuleux et réunion du rein. Guérison. Mort 3 mois après de pneumonie.

D. — Néphrectomies primitives postérieures à 1886.

1. — Terrier. *Soc. anat.*, février 1887. — F., 47 ans Pyonéphrose Calcul à gauche. Transpéritonéale : incision médiane : drainage : un calcul oblitérait l'uretère : Guérison.

2. — Kummel. *Deuts. med. Woch.*, 1890. — F., 40 ans. Pyélonéphrite calculeuse suppurée. Néphrectomie partielle, jamais d'écoulement d'urine par la plaie : ultérieurement expulsion spontanée de petits calculs. Guérison.

3. — Marc Sée. *Soc. anat.*, juillet 1887. — F., 33 ans. Pyonéphrose droite : néphrectomie lombaire. Guérison.

4. — Antona. *Gazzetta degli ospitali*, mars 1890. — H., hydronéphrose calculeuse à gauche. Méthode abdominale extrapéritonéale. Incision latérale. Décortication difficile. Guérison.

5. — Reclus. Obs XVI. — F., 48 ans, Pyonéphrose droite. Voie transpéritonéale. Guérison.

6. — Monod. *Ann. génit., urin.*, 1889. — F., 44 ans. Pyonéphrose, néphrectomie lombaire. Mort d'insuffisance rénale.

7. — Moty. Obs. XV. — H., 40 ans. Calcul rénal. Rein atrophié avec un petit calcul dans un calice. Néphrite lombaire. Mort d'anurie.

8. Le Dentu. *Loc. cit.*, p. 225. — H., 39 ans. Pyélite calculeuse à gauche. Néphrite lombaire : l'autre rein est calculeux aussi. Guérison après plusieurs opérations.

9. — Howard Marsh. *Soc. clin. of Lond.*, 1887. — H., 25 ans. Pyélite calculeuse. Rein atrophié et mobile. Incision de Williet. Guérison.

E. — Interventions dans l'anurie calculeuse et les calculs de l'uretère.

1. — Mollière. *Lyon médical*, 15 février 1885. — F., 50 ans. Coliques anciennes à gauche. Anurie après coliques droites. Au 5e jour ponction au thermocautère du bassinet à travers le rein. Flots d'urine s'échappent. Drainage. Cessation de l'anurie. Mort au 3e jour.

2. — Israel. *Berl. klin. Woch.*, 1886, p. 870. — F., 50 ans. Anurie de 6 jours à la suite de coliques néphrétiques. Incision lombaire. Uretère contient à son arrivée au bassinet un petit calcul, qui est enlevé après incision du bassinet. Un autre calcul existe dans l'uretère au-dessous du collet : il est refoulé dans le bassinet et extrait. Drainage du bassinet. Guérison : la fistule existe encore un mois après opération.

3. — ISRAEL. *Deutsch. mediz. Woch.*, 1888, n° 1, p. 47. — H., 49 ans. Anurie calculeuse de 5 jours au cours d'une colique néphrétique. Incision du bassinet, qui contient un calcul oblitérant l'orifice supérieur de l'uretère. Un autre calcul est dans l'uretère à 10 centim. plus bas; il est ramené dans le bassinet et enlevé. Pas de suture : mort au 9e jour.

4. — RALFE et GODLEE. *Brit. M. J.*, 1889, t. I, p. 474. — F., 26 ans. Anurie de 53 heures après colique gauche. Coliques anciennes à droite. Incision lombaire. Un calcul est senti dans l'uretère au-dessous du rein. Incision de l'uretère attiré dans la plaie. Ecoulement d'urine par la plaie. Quelques semaines après, incision du rein droit. Quelques graviers. Rien dans l'uretère.

5. — BARDENHEUER, cité par WEIS. *Ann. génit.-urin.*, 1885. — H. Anurie complète. Incision lombaire. Un calcul est trouvé dans l'uretère près du bassinet. Ouverture de l'uretère et extraction du calcul et par la même incision de 3 calculs du bassinet. Suture de l'uretère. Guérison.

6. — THELEN. *Centralbl. f. Chir.*, 1882. — F., 27 ans. Anurie de 48 heures. Incision lombaire. On sent un calcul à l'orifice inférieur de l'uretère : il est repoussé par pression dans le bassinet et extrait par une incision du bassinet. Suture du bassinet. Guérison.

7. — CLEMENT LUCAS. Th. BRODEUR, p. 384. — F. Anurie de 5 jours, survenant 6 mois après une néphrectomie. Incision lombaire. Extraction d'un calcul du bassinet. Ecoulement d'urine par la plaie. Guérison.

8. — LANGE. *Medical News*, 1886. — Anurie par obstruction de l'uretère droit, deux mois après une néphrolithotomie à gauche pour calculs. A travers le rein, introduction du doigt jusqu'à l'entrée de l'uretère : ablation d'un calcul et cathétérisme rétrograde de l'uretère. Guérison.

9. — LUCAS-CHAMPIONNIÈRE. *France médicale*, 1888. — F., 42 ans. Anurie de 13 jours par obstruction d'uretère gauche. Incision du rein au thermocautère. Pas de calculs. Drainage du rein. Plus tard, expulsion spontanée d'un calcul. Guérison.

10. — PARKER. *Royal med. and. surg Soc.* Lond., 1887. — H., 13 ans. Anurie complète. Incision lombaire droite. Mort d'urémie. Rein gauche désorganisé Rein droit calculeux : un petit gravier dans uretère droit.

11. — KIRKHAM. *The Lancet*, 1889. — H..., 58 ans. Anurie de 5 jours. On sent un calcul dans l'uretère un peu au-dessous du point où celui-ci croise l'iliaque externe. Incision de l'uretère et extraction du calcul. Suture de l'uretère : drainage : émission régulière d'urine. Guérison.

12. — TORREY. *Americ. J. of the med. Sc.*, 1889.— F., 43 ans. Signes d'urémie au cours d'une pyonéphrose à gauche. Incision du rein : on sent un calcul à l'embouchure de l'uretère. Extraction par déchirure. Drainage du rein et du bassinet. Pas de fistule. Guérison.

13. — RICKMANN GODLEE. *The Practitioner*, 1887.— H. Abcès et fistule lombaire. Ouverture de la fistule ; en explorant l'uretère, on le trouve oblitéré près de la crête iliaque par un calcul. Incision et extraction. Amélioration.

14. — MORRIS. *Amer. J. of the med. Sc.*, 1884. — F., 55 ans. Coliques rénales gauches. Anurie incomplète, fièvre complète. Incision à travers la vessie.

Au niveau du point induré, et extraction incomplète d'un calcul. Mort d'anurie persistante au bout de trois jours.

15. — CECI. *Riforma medic.*, 1887. — Anurie. Incision de l'uretère par le rectum et extraction d'un calcul. Guérison.

16. — TWYNAM. *Royal med. and Surg. Soc.*, 1890. — H. Douleur dans le flanc gauche. Incision exploratrice dans le rein de l'uretère de ce côté. Dans l'uretère droit, on sent un calcul à 5 centim. de la vessie. Dix-huit jours après, nouvelle opération : incision de la ligature de l'iliaque primitive : ouverture de l'uretère droit, dans une petite étendue et extraction d'un calcul. Suture de l'uretère avec de la soie fine. Trois jours seulement, l'urine s'écoule par la plaie ; puis tout cesse. Guérison complète.

17. — CULLINGWORTH. Cité par ISRAEL. — Anurie. Incision abdominale. Calcul d'uretère près de la vessie. Urétérotomie : réunion. Mort malgré perméabilité de l'uretère.

18. — BERGMANN. *Berl. Klin. Woch.*, 1887. — Anurie complète. Incision du bassinet. Calcul à 6 centim. Dans l'uretère, extraction par refoulement jusque dans le bassinet. Guérison.

CONCLUSIONS

Les calculs du rein évoluent suivant un double processus ; les lésions qui les accompagnent, et dont ils sont la cause ou l'occasion sont des lésions *septiques* ou *aseptiques*. Les unes comme les autres aboutissent à la destruction de l'organe, à la perte fonctionnelle du filtre rénal.

Le calcul pour sa *production* nécessite l'intervention de deux facteurs : une altération *générale* de l'organisme, modifiant les conditions de la nutrition et la composition des sels du sang, une altération *locale*, constante, indispensable des voies urinaires, de sorte qu'en réalité tous les calculs sont secondaires, secondaires à une lésion locale primitive.

Les lésions qui se développent dans le rein calculeux n'ont rien de spécial ; elles sont des lésions purement mécaniques et de distension, comme celles de la ligature de l'uretère, ou bien elles sont des lésions d'infection, à la suite d'une contamination quelconque. La clinique permet de le supposer, l'expérimentation le démontre.

Au point de vue clinique, il n'existe aucun signe, qui soit par lui-même caractéristique de la présence d'un calcul dans le rein ; c'est à un ensemble de signes, plutôt qu'à un signe même, que l'on doit de faire le diagnostic.

Certains accidents (accidents d'obstruction, accidents de migration, accidents d'infection) se développent à un moment donné, et parmi ceux-ci il en est, comme l'anurie, pour lesquels l'intervention chirurgicale a montré son efficacité et justifié son opportunité.

L'incision exploratrice doit être hâtive : négative, elle reste sans conséquences fâcheuses ; elle devient curative, si la présence du calcul est vérifiée.

L'incision du rein au niveau du bord convexe est supérieure à l'incision du bassinet.

La néphrectomie primitive ne convient qu'aux cas de destruction complète du rein, avec intégrité de son congénère.

En tout autre cas la néphrotomie doit être tentée.

Dans l'anurie calculeuse, il faut opérer au cinquième jour, si l'anurie est complète, et créer une fistule lombaire, ou procéder à l'ablation du calcul avec ou sans urétérotomie.

TABLE DES MATIÈRES

IMPRIMERIE LEMALE ET Cie, HAVRE

A LA MÊME LIBRAIRIE

CAUSSADE, ancien interne des hôpitaux. — **De la néphrite pneumonique.** Prix... .... 8 fr.

CLAROT, ancien interne des hôpitaux. — **Contribution à l'étude de la colotomie iliaque.** Prix..... ... . 2 fr. 50

CONZETTE, ancien interne des hôpitaux. — **Contribution à l'étude des ovaires à petits kystes.** Prix... .. .. 2 fr. 50

COUSIN, ancien interne des hôpitaux. — **De quelques symptômes communs au rhumatisme chronique et aux affections nerveuses.** Prix. .. .. 3 fr.

DECRESSAC, ancien interne des hôpitaux. — **Contribution à l'étude de la chirurgie du cerveau basée sur la connaissance des localisations** Prix... .. .. 6 fr.

DELAGENIÈRE, ancien interne des hôpitaux. — **De la cholécystentérostomie Abouchement de la vésicule biliaire dans l'intestin.** Prix........ . ... 5 fr.

DEROCHE, ancien interne des hôpitaux. — **Étude clinique et expérimentale sur les amyotrophies réflexes d'origine articulaire...** 2 fr.

GRANDHOMME, ancien interne des hôpitaux. — **Contribution à l'étude des suppurations des cellules mastoïdiennes.** Prix.. . .... 4 fr.

HUDELO, ancien interne des hôpitaux. — **Contribution à l'étude des lésions du foie dans la syphilis héréditaire.** Prix.. ... .. 5 fr.

JA[illegible], [illegible] interne des hôpitaux. — **Contribution à l'étude et au traitement du rétrécissement vénérien du rectum.** Prix.. 2 fr. 50

LEGRY, ancien interne des hôpitaux. — **Contribution à l'étude du foie dans la fièvre typhoïde.**

LION, ancien interne des hôpitaux. — **Nature des endocardites infectieuses,** avec quatre planches en couleur. Prix. . . .. 5 fr

LOVY, ancien interne des hôpitaux. — **Sur un exanthème rubéoliforme du déclin de la fièvre typhoïde** Prix..... .... 3 fr.

LYON, ancien interne des hôpitaux. — **L'analyse du suc gastrique, sa technique, ses applications cliniques et thérapeutiques.** 5 fr.

LYOT, ancien interne des hôpitaux. — **Traitement des prolapsus du rectum.** Prix.... .... 3 fr

MICHAUT, ancien interne des hôpitaux. — **Contribution à l'étude des manifestations de l'hystérie chez l'homme.** Prix........ 3 fr. 50.

MORDRET, ancien interne des hôpitaux. — **Étude anatomo-pathologique et clinique sur les salpingo-ovarites.** Prix .... 3 fr.

NICOLLE, ancien interne des hôpitaux. — **Contribution à l'étude des affections du myocarde. Les grandes scléroses cardiaques..** 5 fr.

REBOUL, ancien interne des hôpitaux. — **Contribution à l'étude du traitement de la tuberculose des os des articulations et des synoviales tendineuses De l'emploi des antiseptiques et en particulier du naphtol camphré.** Prix.... .... 7 fr.

TÉMOIN, ancien interne des hôpitaux. — **Contribution à l'étude des prolapsus génitaux.** — Prix.. .... 3 fr.

THIÉRY, ancien interne des hôpitaux. — **De la tuberculose chirurgicale. Suites immédiates et éloignées de l'intervention.** Prix.... 15 fr.

TISSIER (Paul), ancien interne des hôpitaux. — **Essai sur la pathologie de la sécrétion biliaire. Etude chimique, expérimentale et clinique.** Prix.... .. .. 5 fr.

VAQUEZ, ancien interne des hôpitaux. — **De la thrombose cachectique,** avec tracés de température et deux planches en couleur. Prix......... 5 fr.

VIGNARD, ancien interne des hôpitaux. — **Prostatotomie et prostatectomie.** Prix.. .... 4 fr.

IMPRIMERIE LEMALE ET Cie, HAVRE

www.ingramcontent.com/pod-product-compliance
Ingram Content Group UK Ltd.
Pitfield, Milton Keynes, MK11 3LW, UK
UKHW020225220726
13923UKWH00002B/515

9 782019 285289